Anthroposophische Medizin
in der Praxis 1

D1725812

Hrsg.: Medizinisches Seminar Bad Boll

Anthroposophische Medizin
in der Praxis 1

mit Beiträgen
von F. Roemer, M. Roggatz, G. Soldner,
R. Sollfrank, M. Sommer, H.-H. Vogel

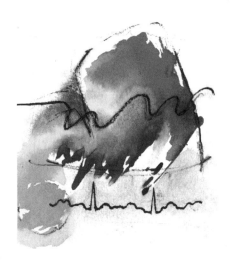

NATUR · MENSCH · MEDIZIN

Verlags GmbH Bad Boll

Wichtige Hinweise für die Leser:

Die Verfasser haben mit größter Sorgfalt darauf geachtet, daß die Angaben von Therapieempfehlungen und Medikamenten, ihren Dosierungen und Applikationen dem jeweiligen Wissensstand bei Fertigstellung des Werkes entsprechen.

Dennoch ist jeder Anwender aufgefordert, alle Angaben in eigener Verantwortung auf ihre Richtigkeit zu prüfen. Dosierungen und Applikationen sind für jeden Patienten sorgfältig abzuwägen und erfolgen auf eigene Verantwortung des Benutzers.

Werden im Text Handelsnamen genannt, so handelt es sich in der Regel um eine subjektive Auswahl ohne Anspruch auf Vollständigkeit.

Die Wiedergabe von Gebrauchsnamen, Handelsnamen oder Warenbezeichnungen in diesem Werk berechtigt auch ohne besondere Kennzeichnung nicht zu der Annahme, daß solche Namen im Sinne der Warenzeichen und Markenschutz-Gesetzgebung als frei zu betrachten wären und daher von jedermann benutzt werden dürfen.

Kurztitel:	Hrsg.: Medizinisches Seminar Bad Boll Anthroposophische Medizin in der Praxis 1 mit Beiträgen von F. Roemer, M. Roggatz, G. Soldner, R. Sollfrank, M. Sommer, H.-H. Vogel

ISBN 3-928914-08-1

Umschlag- gestaltung:	R. Maus, unter Verwendung eines Bildes des Künstlers Wachtang Bardavelidze
Satz:	Aichelberger Fotosatz GmbH, 73101 Aichelberg
Druck:	Roth-Druck, Owen
© 1998	NATUR · MENSCH · MEDIZIN Verlags GmbH Bad Boll

Inhalt

(Detaillierte Angaben siehe Anfang des jeweiligen Kapitels)

Vorwort

Der vorliegende Band soll einen konkreten Einblick in Behandlungsmöglichkeiten anthroposophisch erweiterter Medizin bei wichtigen Erkrankungen der täglichen Praxis bieten. Die Anthroposophische Medizin erweitert die herkömmliche medizinische Denk- und Behandlungsweise, indem sie den Menschen in seinen verschiedenen Aspekten zu erfassen sucht.

Die im Menschen betrachteten Ebenen werden von der physischen, über die funktionell-lebendige (ätherische) und seelische (astralische) bis hin zur personal-ichhaften zunehmend individuell. Krankhafte Verschiebungen in diesem Wesensgliedergefüge wirken sich auch in den, den Menschen durchdringenden, Systemen des Stoffwechsel-Gliedmaßen-, des Rhythmischen und des Nerven-Sinnes-Systems aus. Kranksein besteht in einem unrichtigen Ineinanderwirken der hier angedeuteten Ebenen. Die Ursachen des Krankseins können dabei höchst vielfältig sein. Wesentlich für die Anthroposophische Medizin ist dabei zudem, in der Krankheit des Einzelnen nicht nur ein beliebiges ihm Zustoßendes zu sehen, sondern sie als Teil seines Schicksals und Entwicklungsweges zu begreifen. Aus dem folgt, daß Anthroposophische Medizin in ihren Zielen weit weg von einer, am entindividualisierten Kollektiv gewonnenen, "evidence based medicine" ist, die allgemeinverbindliche Behandlungsleit- oder gar -richtlinien formuliert. Vielmehr versucht die Anthroposophische Medizin eine Heilkunst auszubilden, in deren Zentrum das jeweilige Individuum steht.
Gleichwohl gibt es typische Krankheiten und Krankheitskonstellationen, die in typischer Weise behandelt werden können. Dennoch bleibt der therapeutische Ansatz auf den einzelnen Patienten zu beziehen. Die Heilmittel der Anthroposophischen Medizin stammen aus dem Mineral-, Pflanzen- und Tierreich; von mindestens ebenso großer Bedeutung wie

die Gabe von spezifischen Medikamenten ist die Begegnung von Arzt und Patient im Gespräch, sind äußere Anwendungen, Heileurythmie und künstlerische Therapien.

Die Grundlagen der Anthroposophischen Medizin können auf verschiedenen Wegen erarbeitet werden. Neben dem Studium der wesentlichen Grundwerke Rudolf Steiners und Ita Wegmans kann seminaristische Arbeit, zum Beispiel im Anthroposophischen Ärzteseminar Stuttgart, am Ärzteseminar in Herdecke oder im Medizinischen Seminar Bad Boll wesentliche Grundlagen schaffen. Das letztgenannte Seminar versucht berufsbegleitend im Rahmen von Wochenendseminaren im Verlauf eines siebenjährigen Kurrikulums zu eigenständiger anthroposophisch erweiterter therapeutischer Handlungsmöglichkeit zu führen.

Fragen nach zusätzlichen schriftlichen Ausarbeitungen, die Hilfestellung im Einarbeiten in ganz konkrete therapeutische Aufgaben geben, sind häufig an uns herangetragen worden. Die Autorinnen und Autoren dieses Bandes sind selbst seit Jahren ärztlich tätig und versuchen dabei anthroposophisch erweiterte Medizin in ihrer Praxis Wirklichkeit werden zu lassen. Sie sind seit langem dem Medizinischen Seminar Bad Boll verbunden bzw. in diesem verantwortlich tätig. Dieses Seminar wurde von dem 1995 verstorbenen Dr. med. Heinz-Hartmut Vogel begründet, von dem die Autoren entscheidende Impulse für ihr ärztliches Handeln empfangen haben und den sie als ihren Lehrer erlebten. Diese gemeinsame Erfahrung verbindet in wesentlichen Grundanschauungen, gleichwohl hat jeder der Autoren seinen eigenen Stil und eigene therapeutische Vorgehensweisen, was auch in den unterschiedlichen Beiträgen zum Ausdruck kommt. Jeder Autor hat versucht das, was sich aus seiner therapeutischen Praxis in - zumindest weitgehend - übertragbarer Weise bewährt hat, weiterzugeben. Dabei werden, wo dies hilfreich erschien, auch kurze Ausblicke auf die "schulmedizinische", homöopathische oder "naturheilkundliche" Vorgehensweise gegeben. Immer wieder haben wir aber die Erfahrung gemacht, daß "Rezepte", die sich bei einem Kollegen bewährt haben, u. U. bei einem anderen wenig hilfreich sein können. Neben den unterschiedlichen lokalen und sozialen Verhältnissen der Patienten sind auch die Gegebenheiten auf Seiten des Arztes nicht von der Wirkung des Heilmittels vollständig abzulösen, was die Übertragbarkeit einschränken kann. Insofern kann es nicht Ziel dieses Bandes sein, einfach und sicher nachzuahmende Handlungsweisen zu vermitteln. Vielmehr sollen die Beiträge zur Entwicklung eigenständiger Handlungsmöglichkeit anregen und Hilfe für die ersten Schritte hierzu geben, aber auch den Erfahrenen zu neuen Schritten impulsieren. Die Autoren haben bestmöglich versucht ihre Erfahrungen darzustellen und auch auf Gefahren und Handlungsalternativen hinzuweisen, wo dies geboten schien.

Eine gewisse Grundvertrautheit mit der Anthroposophischen Medizin auf Seiten des Lesers wird ebenso vorausgesetzt, wie medizinische Kompetenz auf dem jeweiligen Gebiet. Diese ist auch nötig, um jeweils am Einzelverlauf zu prüfen, wo andere als die hier vorgestellten Behandlungsmöglichkeiten eingesetzt werden müssen. Keinesfalls ist dieses Buch als Hilfe zur Selbstmedikation zu verstehen.
Bei der Auswahl der Beiträge dieses Bandes war es Ziel, neben allgemeinen Gesichtspunkten (z. B. Anamnese, Ernährung) wesentliche Erkrankungen der Alltagspraxis zu berühren (was z. B. von Rhinitis/Sinusitis, über Magenerkrankungen und Hypertonie bis zur Krebserkrankung führt). Die Artikel geben Anschauung und Erfahrung des einzelnen Autors wieder, die Wahrnehmung und Beratung durch das ganze Autorenteam ist aber mehr oder minder stark mit eingegangen.

Diesem ersten Band sollen in lockerer Reihe weitere Bände folgen, die zunehmend die Breite der verschiedenen Erkrankungen der Alltagspraxis und ihrer Behandlungsmöglichkeiten zur Darstellung bringen sollen.

Wir hoffen, daß durch dieses Buch die Verwirklichung anthroposophisch erweiterter Medizin in der Praxis erleichtert werden kann und sowohl demjenigen, der sich in diesen Bereich der Medizin einarbeitet, als auch dem Erfahreneren Anregungen gegeben werden können, die ihnen und ihren Patienten hilfreich sind. Unsererseits sind wir immer für Anregungen und Kritik der Leser für unsere weitere Arbeit dankbar.

Für den Wissenschaftlichen Beirat und Vorstand des Medizinischen Seminares Bad Boll im Herbst 1998

Markus Sommer, Georg Soldner

Franziska Roemer und Heinz-Hartmut Vogel

Die Krankenbefràgung

Über die Fruchtbarkeit anamnestischer Hinweise für die ärztliche Therapie

Inhalt

Die Ausführungen zur "Krankenbefragung" sind aus Gesprächen zwischen den beiden Verfassern im letzten Lebensjahr von Heinz-Hartmut Vogel entstanden.

Insofern sind sie keine propädeutischen Ausführungen zur Anamnese, sondern setzten schon eine eigene ärztliche Erfahrung voraus. Die Anamnese-Fragen nehmen zunächst keinen Bezug zu den von Rudolf Steiner in "Geisteswissenschaft und Medizin" vorgeschlagenen Gebieten. Sie ordnen sich alle in die den Elementen zugehörige Viergliederung menschenkundlich ein. Auch können im Rahmen dieses Themas einzelne Heilmittel nicht ausführlich besprochen werden. Hinweise auf konkrete Substanzen der Materia medica erfolgen in Klammern an den Stellen, an denen der Arzt im Anamnese-Gespräch erstmalig auf sie verwiesen werden kann; die eigentliche Arzneimittel-Diagnose ist jedoch erst ein späterer Schritt in der Begegnung mit dem Patienten.

Eckwälden, im Sommer 1998
Franziska Roemer

Die Krankenbefragung - über die Fruchtbarkeit anamnestischer Hinweise für die ärztliche Therapie

Auch im Zeitalter der exponentiell zunehmenden technischen Diagnosemöglichkeiten und der Tendenz zur Schematisierung und Vereinheitlichung der Therapie ist gerade das ruhige Gespräch, welches sich zwischen dem Patienten und dem Arzt seines Vertrauens abspielt, immer wieder ein Quellpunkt, aus dem sich individuell wirksame Heilmittel und bewußte Veränderungsmöglichkeiten in der Lebensgestaltung ergeben. Wie kann dieses Gespräch, welches im Goetheschen Sinne kostbarer als Gold ist, vom Arzt in einer sachgemäßen und künstlerischen Weise geleitet werden, so daß die aus der Vergangenheit bis zur Krankheit festgefahrenen Lebensbedingungen wieder in eine neue Offenheit übergeführt werden, welche eine schöpferische Zukunftsgestaltung zuläßt?

Verschiedene Stufen lassen sich bei der Begegnung zwischen Arzt und Patient beschreiben[1]. Noch vor der gegenseitigen Begrüßung findet bei beiden mehr oder weniger bewußt eine stille Vorbereitung statt. Der Patient vergegenwärtigt sich zu Hause vielleicht die wichtigsten Beschwerden und Leiden, die er zur Sprache bringen möchte, blickt erinnernd auf die letzte Begegnung zurück, aus der ihm möglicherweise in gewisser Hinsicht eine Hilfe erwachsen ist. Der Arzt schaut beispielsweise am Abend oder Morgen vor dem Behandlungstag auf die vor ihm liegende Verabredung, indem er kurz das Bild in seiner Seele wachruft, das er bisher aus der Anschauung von Leben und Krankheit des Patienten gewinnen konnte. Wie können wir diese kurzen Momente der Vorbereitung so kultivieren, daß aus ihnen eine Geistesgegenwart und Kraft für das eigentliche Gespräch erfolgt?

1) Schauder, Hans und Lefébure, Marcus: "Lebensberatung",
Rudolf Geering Verlag, Goetheanum Dornach, 1987

Die Begegnung beginnt mit einer freien Schilderung der Nöte und Beobachtungen durch den Patienten. Ohne dazwischenzureden, kann der Arzt durch eine ruhige und gefaßte Haltung, durch Aufmerksamkeit und Anteilnahme sehr dazu beitragen, daß der Patient die Umstände und die Art seiner Erkrankung wirklichkeitsgemäß aussprechen kann. Oft erweist sich die genaue Beschreibung des am eigenen Leib Erlebten oder auch eine zunächst scheinbar belanglose Bemerkung als richtungweisend für die spätere Heilmittelwahl. - Das aktive Zuhören wird anschließend vom Arzt durch bestimmte Fragen ergänzt, so daß ein umfangreiches Bild der Krankheit in Abgrenzung zu verwandten Zuständen entsteht, welches Ausgangspunkt für die Heilmittelfindung sein kann. Das Erüben dieser Befragung ist Gegenstand der vorliegenden Betrachtung. Auf die Untersuchung wird an dieser Stelle nicht eingegangen.

Der weitere Gesprächsverlauf kann ein freieres, offenes, spielendes Umgehen mit der Situation ergeben, aus welcher sich dann allmählich die gegenwärtigen Leitlinien und Maßnahmen herauskristallisieren.

Im Gegensatz zur alltäglichen Unterhaltung steht der Arzt in dem vertrauensvollen Verhältnis, das sich zwischen ihm und seinen Patienten ergibt, nicht als gleichwertiger Gesprächspartner gegenüber. Der Arzt steht vielmehr zunächst vor der Aufgabe, selbstlos seine persönlichen Belange in den Hintergrund zu stellen und mit seiner Aufmerksamkeit so umfassend wie möglich die Besonderheiten der Situation seines Patienten zu erkennen. Das ärztliche Gespräch ist kein freier Gedankenaustausch; von seiten des Arztes ist es vielmehr ein Aufnehmen und Hinhören und von seiten des Patienten ein vertrauensvolles Offenbaren seiner selbst. Der Patient möchte verstanden werden. Letzten Endes möchte er in seiner besonderen Krankheits- und Lebenssituation erkannt werden. Im Zentrum der Begegnung steht die Frage: "Was ist das für ein Mensch?"

Durch sein Studium hat sich der Arzt auf diese Frage vorbereitet. Sie kann nur gestellt und beantwortet werden auf dem Hintergrund eines umfassenden Menschenbildes, dessen wesentlicher Kern auf der Erkenntnis beruht, daß der Mensch sich durch seine gesamte äußere und persönliche Biographie hindurch in einer ständigen inneren Bewegung befindet, was bedeutet, daß Lebenshindernisse, Lebenshemmungen und Blockaden den Weg der Wandlung durch das Leben hindurch behindern und zur Krankheit führen. Der Patient erhofft sich vom Arzt Wege aus der "Sackgasse".

Der Mensch erscheint aus der Sicht der anthroposophischen Menschenkunde als ein mehrschichtiges Wesen, in welchem verschiedene transparente Wesensschichten während des Lebens wie "teleskopartig" ineinandergeschoben sind. Die Fragestellung dient dazu, die einzelnen Wesensschichten voneinander künstlich zu trennen und dem erkennenden Beobachter zugänglich zu machen.

An der Universität wird zunächst das Studium des physischen Leibes gelehrt. Beispielsweise wird bei der Herzinsuffizienz nach Verminderung der körperlichen Leistungsfähigkeit, Belastungs- und Ruhedyspnoe, Lungenstauungszeichen (Linksherzinsuffizienz) sowie nach Zyanose, Ödembildung (Rechtsherzinsuffizienz) gefragt. Schon dieses einfache Beispiel zeigt, daß die Krankheitszeichen auf verschiedenen Ebenen im Bezug auf die vier Elemente liegen. Die Herzvergrößerung und im weiteren Sinn die Minderung der körperlichen Kraft hängen mit dem anatomisch erfaßbaren, physisch-festen Leib zusammen. Die Wasseransammlungen in Lunge, Leber und Beinen resultieren aus der Flüssigkeitsbewegung und -verteilung innerhalb dieses physischen Leibes, die Atembewegungen betreffen dessen luftartige Organisation, die Zyanose und gegebenenfalls Auskühlung die Blut- und Wärmeorganisation. Es müssen also die vier Elemente Wärme,

Licht-Luft, Wasser und Erde als eigenständige und organisierte Wesensschichten innerhalb des physischen Leibes unterschieden werden.

Die Betrachtung soll im folgenden so gehalten werden, daß in der Marginalie Beispiele für konkrete Fragen erscheinen und die dahinter stehende Fragehaltung im Text näher erläutert wird. An den gewählten Beispielen soll gezeigt werden, daß durch das genaue Erfragen der den Krankheitserscheinungen des physisch-festen Leibes zugrunde liegenden Veränderungen der Flüssigkeits-, Atmungs- und Wärme-Organisation ein Doppeltes erreicht wird: Neben der Diagnose der organisch-pathologischen Verhältnisse ergeben sich bereits folgerichtig Hinweise auf die dem Krankheitszustand entsprechenden Heilmittel aus den den Menschen umgebenden Naturreichen. Der Mensch faßt in seinem Leib die Gesamtheit der Naturprozesse zusammen. Die vielfältigen Gestalten in Tier-, Pflanzen- und Mineralreich stellen einen in der Natur ausgebreiteten Menschen dar. Diese von Paracelsus formulierte Gesetzmäßigkeit stellt den Ausgangspunkt für eine wirkliche Ratio in der Heilmittelfindung dar, indem krankhafte Einseitigkeiten oder Verschiebungen im Wesensgliedergefüge des Menschen ihren Ausdruck in spezialisierten Naturbildungen finden.

Schaut man auf die Schicht, welche hinter der Welt der Elemente verborgen liegt, so werden aus der angedeuteten Betrachtungsweise weitere Aufschlüsse zum Komplex des Leib-Seele-Zusammenhanges und der Psychosomatik möglich. Die anthroposophische Menschen- und Naturerkenntnis schildert, wie die selbständig organisierten elementarischen Organisationen, d. h. der feste, flüssige, luftförmige und wärmehafte Leib wiederum von feineren Kräfteorganisationen durchdrungen ist, die die "Elementenleiber" impulsieren und regulieren[2]. Wir sprechen hier von der physischen Organisation, der ätherischen oder Lebensorganisation,

2) R. Steiner: "Die Brücke zwischen der Weltgeistigkeit und dem Physischen des Menschen", Vortrag vom 17. 12. 1929, GA-Nr. 202

der astralischen oder Atmungsorganisation und der Wärme- oder Ich-Organisation. Die Dynamik dieser Wesensglieder und ihr sinnlich wahrnehmbarer Abdruck innerhalb der Elementenleiber sollen aus den im folgenden konkret geschilderten Krankheitssituationen anschaulicher werden.

Die sogenannte Psychosomatik möchte auf diesem Hintergrund die bestehenden Lebenshindernisse aufdecken und durch Belebung und Aktivierung der Persönlichkeitskraft des Patienten psychosomatische und damit zugleich organische Einseitigkeiten überwinden. Was wir das Ich, die Persönlichkeit des Menschen nennen, ist im menschlichen Organismus und in der menschlichen Psyche die intentionale Kraft zur Auflösung, d. h. Überwindung spezifischer organischer Vorgänge, die ihren Ausdruck in psychosomatischen "Eigentätigkeiten" findet.

Im neu zu findenden Lebensplan spielt deshalb die zu findende "seelische Hygiene", d. h. die Inanspruchnahme seelisch-geistiger Interessen und Aktivitäten, eine besondere Rolle. Es handelt sich um das weite Feld der Weckung und Betätigung künstlerisch-praktischer Tätigkeiten.

1. Die Wärmeorganisation des Menschen

Fühlen Sie sich behaglich warm in Ihrem Leib?

Können Sie abends wegen kalter Füße schlecht einschlafen?

Die Wärmeorganisation stellt für den Menschen eine Brücke oder ein Bindeglied dar, über die er mit seinem geistig-seelischen Sein in den physischen Leib eingreifen kann. Daher sollten unsere hygienischen und therapeutischen Bemühungen dahin gehen, diesen Wärmeleib aktiv und beweglich zu erhalten. Wie wesentlich die Pflege des Wärmeleibes ist, ersieht man daraus, daß der Einschlafvorgang bei kalten Füßen unmöglich ist, beziehungsweise daß ein gut gewähltes homöopathisches Heilmittel bei Auskühlung kaum wirkt.

Die Wärmenatur und auch das Wärmeempfinden haben durch diese Mittlerfunktion einen doppelten Aspekt, nämlich einen seelisch-physischen und einen seelisch-geistigen. Der Leib kann sich bei Berührung heiß anfühlen und das Thermometer zeigt fieberhafte Temperatur, es ist hier eine Wärmezunahme im physikalischen Sinn zu messen. Es kann aber auch das Gefühl der Begeisterung ein inneres Wärmeerlebnis und eine "innere Befeuerung" hervorrufen, welche sich zunächst nicht an der Quecksilbersäule des Thermometers ablesen läßt.

Woran können Sie sich innerlich begeistern?

Fortdauernde Kälteeinflüsse wie unzureichende Bekleidung, tiefgekühlte und konservierte Nahrung, Antipyretika, jedoch auch wiederholte Schockerlebnisse, seelische Isolation und Erstarrung können auf die Dauer den physischen Leib so auskühlen, unlebendig und "brüchig" machen, daß degenerative und karzinomatöse Erkrankungen auftreten. Hier kann die erneute Belebung von früher gepflegten Interessen und die Überwindung der Resignation entscheidend für den Beginn der Heilung sein.

Hatten Sie wiederholt Erlebnisse, die Sie innerlich frösteln und/oder erstarren lassen?

Welche Interessen pflegen Sie? Haben Sie Freude am Leben?

Als zweite Fragerichtung neben dem seelischen Wärmeerlebnis kommt der meßbare Wärmezustand und die Wärmeverteilung des Körpers in Betracht[3]. In der Evolution der Wirbeltiere bildet sich bis zum Menschen ein gleichwarmer, autonomer Wärmeorganismus aus mit einer gut ausgebildeten Adaptationsfähigkeit durch die Regulation der Hautdurchblutung und Schweißdrüsentätigkeit. Mit dieser Entwicklung sind die Differenzierung in Schalen und Kerntemperatur und der circadiane Rhythmus der Kerntemperatur verbunden. Die Regulationsfähigkeit und Rhythmik der Kerntemperatur mit nächtlichem Minimum und mittäglichem Maximum entwickelt sich ontogenetisch erst mit dem frühen Kindesalter und löst sich mit der Alterung im Sinne eines

Sind Sie wärmebedürftig? Ziehen sie sich gerne warm an?

Benutzen Sie eine Wärmflasche?

Sind Sie wärmeempfindlich?

3) Von Laue, H.-B.: "Wärmeorganisation und Krebserkrankung", Erfahrungsheilkunde 2/1994

langsamen Rhythmuszerfalles wieder auf. Im Alter besteht die Gefahr einer Wärmeerstarrung, vor allem in der Peripherie (Plumbum metallicum). Die Wärmeverteilung in ihrer Tagesperiodik sowie der Ausgleich einer großen Spannbreite von äußeren Temperatureinflüssen ist Ausdruck der in der Wärme lebenden Ich-Organisation, welche die Wärmeverhältnisse zwischen Peripherie und Zentrum ordnet. Beim gesunden Erwachsenen ist die Wärmedifferenzierung am Vor- und Nachmittag am meisten ausgeprägt im Sinne einer höheren Kern- und einer erniedrigten Akrentemperatur. Während der Nacht sind die Wärmeverhältnisse einheitlicher.

Für die Nachtsituation sei die organische Tätigkeit der Leber als Zentrum des nächtlichen Aufbauprozesses angeführt, welche die Wärme in den Organismus hereinführt, sie festhält und bindet. Diese endotherme Art des Wärmeumgangs führt paradoxerweise nicht zu einer Erhöhung der Lebertemperatur, es wird ein gleichmäßiger, den gesamten Regenerations- und Aufbauprozeß umfassender Wärmezustand als solcher bewahrt. In krankhafter Weise kann sich dies steigern zu einer unbeweglichen Wärmestauung im Pfortader-Leber-Kerngebiet mit venösen Stauungserscheinungen. Die Haut ist kühl, es wird jedoch kein Frösteln empfunden, sondern sogar Bewegung an der kühlen Luft mit leichter Bekleidung vorgezogen (Pulsatilla)[4]. Auch ist bei Leberschwäche oft die rechte Körperseite kälter als die linke (Lycopodium clavatum).

Die Niere hat demgegenüber eine exotherme Art des Wärmeumgangs, d. h. sie bildet Wärme und strahlt sie in die Peripherie ab, so daß die Temperatur im Nierenbecken meßbar höher ist als im Nierenparenchym. Diese Differenzierung und Trennung ist eine der Tagsituation entsprechende Tätigkeit. Nimmt diese Tendenz in pathologischer Weise zu,

Wie vertragen Sie die starke Wärme eines Sommertages bzw. einer Zentralheizung?

Wie vertragen Sie heiße Bäder oder Sauna?

Gehen Sie gerne leicht bekleidet draußen spazieren?

Sind Sie an der rechten oder linken Körperhälfte kühler?

Fühlen Sie sich ausgekühlt und kraftlos?

4) Zu den genauen Beschreibungen der Heilmittel vgl. z. B. H.-H. Vogel: "Wege der Heilmittelfindung", Verlag Natur · Mensch · Medizin, Eckwälden 1994

so kommt es beispielsweise zu einem Wärmeverlust mit einer Auskühlung des Körpers, einer kühlen, auch trockenen und faltenreichen Haut, verstärktem Wärmebedürfnis, Erschöpfung bei hellwachem Bewußtsein und überstarker Sensibilität (Silicea).

Reagieren Sie überempfindlich auf Sinneswahrnehmungen?

Das Herzorgan schafft den Ausgleich und Rhythmus zwischen endothermer und exothermer Wärmebildung, die Verwandlung von in der Nacht organisch gebundener und einheitlicher Wärme zu untertags differenziert ausstrahlender, der Sinnes- und Nerventätigkeit zur Verfügung stehender "Wärme" (Adonis vernalis). Dieser Wärmerhythmus kann durch abendliche Gabe eines "wärmebindenden" Heilmittels (Graphites D8) und morgendliche Gabe eines "wärmebefreienden" Mittels (Silicea D12) nachgeahmt werden.

Was für ein körperliches Gefühl haben Sie in der Herzgegend?

Beim gesunden Menschen ist der Kopf insgesamt kühler, wärmeempfindlicher im Gegensatz zu der wärmeren und wärmebedürftigeren Stoffwechsel-Gliedmaßen-Organisation. An der Stirn und besonders an der Nasenwurzel stimmt die Kerntemperatur mit der Oberflächentemperatur nahezu überein, während an den Gliedmaßen die Schalentemperatur untertags am weitesten von der Kerntemperatur abweicht. Kalte, feuchte Extremitäten können im Zusammenhang mit einer hypotonen Kreislaufregulationsstörung auftreten (Veratrum album). Die Auskühlung kann aber auch mit trockener Haut, Durchfällen und Angstzuständen verbunden sein (Arsenicum album). Kalte, schmerzende, kribbelnde, blasse bis bläulich-zyanotische Finger treten bei der Raynaudschen Erkrankung auf (Nicotiana tabacum). Die Wärme und der Blutkreislauf sind bei Nicotiana und Veratrum zu stark zentralisiert.

Leiden Sie unter kalten Händen und Füßen? Sind diese trocken oder verschwitzt?

Wird Ihnen bei raschem Aufstehen schwindelig oder gar schwarz vor den Augen?

Die Umkehrung dieser betonten Zentralisation besteht in einer trockenwarmen Peripherie mit rotem, heißen Kopf, heissen, brennenden Extremitäten (Atropa belladonna, Sulfur)

Wenn die Kopfschmerzen auftreten, ist der Kopf dann rot und heiß?

Bestehen
Blutungs-
störungen?
und eventuell kongestiven Kopfschmerzen und Gebärmutter-
blutungen (Sanguinaria canadensis). Eine paradoxe Situation
entsteht, wenn durch arterielle Gefäßkontraktion überstark
Wärme abgestrahlt wird, das subjektive Gefühl brennender
Hitze entsteht, keine Bekleidung oder Bedeckung ertragen
wird, obwohl der Körper eiskalt ist (Secale cornutum).

Neben den eben geschilderten Verschiebungen innerhalb
des zwischen Zentrum und Peripherie, zwischen unten und
oben, zwischen Tag und Nacht differenzierten Gefüges der
Wärmeorganisation kann es auch generell zu Überwärmun-
gen, d. h. Fieberzuständen und zu Unterkühlungen kommen.

Frösteln Sie
tagsüber und
schwitzen
dabei in der
Nacht?
Die verschiedenen Fiebertypen seien an dieser Stelle nicht be
schrieben, sondern nur als ein Beispiel der subfebrile Zustand
gewählt. Dieser tritt z. B. bei Tuberkulose auf mit insgesamt
leicht erhöhter Temperatur über längere Zeit. Die Temperaturrhythmik ist phasenverschoben, so daß tags bei relativ niedriger Kerntemperatur Frösteln, nachts dagegen Schweiße auftreten.

Immer deutlicher wird in der letzten Zeit der Zusammenhang zwischen unterkühlter und starrer Wärmeorganisation
und Krebserkrankung erkannt[3,5]. In der Anamnese fällt über

Wann hatten
Sie zuletzt
fieberhafte
Erkrankungen?
lange Zeit eine Verminderung oder ein Fehlen von fieberhaf-
ten Infekten auf. Die Temperaturkurve zeigt ein Absinken des
Mittelwertes bis unter 36° C und eine Abflachung der Amplitude mit Rhythmuszerfall im Sinne einer vorzeitigen Alterung. Oft geht das subjektive Gefühl für diese Unterkühlung

Haben Sie ein
Gefühl für die
Wärme Ihres
Körpers?
verloren. Durch eine adäquate Therapie mit Viscum album
kann diese Schwäche in der Wärmeorganisation wieder ausgeglichen werden. Dies ist besonders bei begleitender zytosta-
tischer Behandlung wichtig, weil durch diese die Unterkühlung zusätzlich verstärkt wird. Die Normalisierung und
Rhythmisierung der Wärmekurve kann im übrigen als ein
wesentliches Kriterium zur Beurteilung des Krankheits- und
Therapieverlaufes herangezogen werden[6].

---

3) siehe Fußnote Seite 17
5) Abel, U. et al. (nach 3): Common infections in the history of cancer patients and
    controls. J. Cancer Res. Clin. Oncol. 117, 1991, 339-44.
6) Richtlinien für die Malignom-Therapie mit Iscucin-Viscum-Präparaten (H.-H. Vogel),
    WALA-Schriftenreihe und Krebserkrankung (M. Sommer), in diesem Band.

2. Die Atmungsorganisation des Menschen

Die Licht-Luft-Substanz der Atmungsorganisation wird beim Menschen durch die Empfindungsorganisation organisiert, d. h. getragen, impulsiert, in ihren Bewegungen beschleunigt oder verlangsamt.

Diese astralische Organisation trägt in sich die Bestrebung nach Verleiblichung, Individualisierung, Vereinzelung und verbindet sich in der *Einatmung* über den Sauerstoff durch Abbau und Verbrennungsprozesse mit dem physischen Leib. Die astralische Organisation auf sich allein gestellt, würde nur inkarnierend wirken und tiefer in die physische Leiblichkeit hineinführen. Gegenüber der aktiven Einatmung, die den Herzschlag verlangsamt, ist die *Ausatmung* ein passiver Vorgang, welche den Herzschlag eher beschleunigt. Die ätherische Organisation treibt über den Kohlensäureprozeß die astralische Organisation wieder heraus, gebundenes Licht und Wärme werden wiederum befreit. Die bedrängende, überformende Einatmung und die befreiende, auflösende Ausatmung werden durch die vermittelnde Tätigkeit der Ich-Organisation in einen beständigen rhythmischen und harmonischen Ausgleich gebracht.

Die astralische Organisation hat das Zentrum ihrer Wirksamkeit in der *Niere*. Nach Rudolf Steiner gibt das Nieren-Blasen-System den Impuls zur Einatmung und ist über den Sauerstoff-Prozeß das Zentrum der Licht-Luft- und Atmungsorganisation[7]. Aus der Physiologie ist diesbezüglich bekannt, daß die Niere über ihre Puffer- und Ausscheidungstätigkeit die Kohlensäurespannung im Blut reguliert, welche wiederum einen modifizierenden Einfluß auf das Atmungszentrum im Hirnstamm ausübt. Wir sehen in der Niere das Organsystem, welches Luft ansaugt und aktiv den Impuls zur Einatmung gibt, während die Lunge mehr passiv die Atmungsbewegung

Können Sie im allgemeinen frei durchatmen?

Oder sind Sie öfter kurzatmig oder leiden unter Atemnot?

Brauchen Sie frische Luft und haben Sie gerne das Fenster geöffnet? Oder sind Sie empfindlich gegen Zugluft?

Wie ertragen Sie stickige Luft in geschlossenen Räumen? Gehen Sie gern im Sommersonnenlicht ohne Kopfbedeckung spazieren?

Müssen Sie gelegentlich tief Luft holen oder unwillkürlich seufzen?

Gähnen Sie häufig oder selten? Zu welcher Tageszeit gähnen Sie?

Wird es Ihnen leicht schwindelig, wenn Sie tief durchatmen?

---

7) R. Steiner: *"Geisteswissenschaft und Medizin"*, 12. Vortrag, Dornach, 1. 4. 1920

Sind Sie ein
einsamer oder
ängstlicher
Mensch?

an der physischen Luft ausführt. - Die Niere hat mit dem Gehirn den höchsten Sauerstoffbedarf. Sie bleibt insofern als ganzes Organ auf der Seite der Einatmung und Arterialität, als das Blut nach der lebhaften Durchströmung des arteriellen Wundernetzes das Organ immer noch sehr sauerstoffreich verläßt.

Haben Sie mehr
persönliche,
subjektive oder
mehr allgemein
menschliche
Interessen?

Passiert es
Ihnen beim
Einschlafen,
daß Sie unwill-
kürlich mit den
Gliedern
zucken?

Wie spielen sich
bei Ihnen das
Einschlafen und
Aufwachen ab?

Die Niere mit Rinde und Mark ist nach Bau und Funktion ein duales Organ, in welchem das Gleichgewicht zwischen astralischer und ätherischer Organisation vorbildlich in zweifacher Weise Gestalt annimmt: In den Glomerula der *Nierenrinde* wird durch das Überwiegen der astralischen Organisation unter hohem Druck das Ultrafiltrat ausgepreßt. Man kann sich das so vorstellen, daß die astralische Organisation zunächst in einer Art Stauung stark eintaucht und daß anschließend durch ein Loslassen und Herausgehen des Astralleibes die Flüssigkeit abgegeben wird. Diese Absonderungs- und Ausscheidungtätigkeit ist für die entvitalisierenden Prozesse des oberen Menschen und die Nerven-Sinnes-Organisation charakteristisch. Licht und Wärme, regsame, persönliche Seelensubstanz wird in der Nierenrinde frei.

Scheiden Sie
genügend aus?

Ein umgekehrter Vorgang spielt sich im gleichmäßigen Flüssigkeitsströmen der Tubuli im *Nierenmark* ab: Unter dem überwiegenden Einfluß der ätherischen Organisation wird Flüssigkeit rückresorbiert, Substanz verlebendigt.

Sind die
Unterlider
morgens
verschwollen?

Haben Sie
Wasseran-
sammlungen
in den Beinen
oder am
Rücken?

Ist die Tätigkeit der ätherischen und Flüssigkeitsorganisation im Nierenmark krankhaft gesteigert, kommt es zu einer Nierenschwellung. Flüssigkeit wird schlecht ausgeschieden, es bildet sich ein Ödem, im Extremfall bis zum akuten Nierenversagen (Apis mellifica). Die Liliaceen regulieren das Zusammenwirken von Niere und Herz bezüglich Ausscheidung der Bindegewebsflüssigkeit. Sie fördern das Wiedereingreifen der astralischen Organisation in den Nierenstoffwechsel und sind dadurch Heilmittel bei Hypotonie bzw. Herzwassersucht (Veratrum album bzw. Scilla maritima).

Eine polare Krankheitssituation liegt vor, wenn die astralische Organisation sich in der Folge eines vermehrten nervensinnes-artigen Eingreifens zu stark aus den organischen Prozessen der Nierenrinde befreit. Licht und Wärme strahlen zu sehr aus der Niere ab, psychisch als verstärkte Empfindsamkeit und Empfindlichkeit wahrnehmbar; das Organ selbst kühlt aus, degeneriert, schrumpft; begleitend tritt eine renale Hypertonie auf. Hier ist Equisetum arvense das Grundheilmittel. Der Ackerschachtelhalm drängt durch seinen Kieselprozeß die überstarke Sinnestätigkeit zurück und regt durch seinen Schwefelgehalt den Astralleib an, sich wieder stärker mit dem Aufbaustoffwechsel zu verbinden. Natrium muriaticum ist ein Nierenkonstitutionsheilmittel in dem Sinn, daß Licht zu sehr verstrahlt, sichtbar an dem zunächst hellen Blick der oft zierlichen, regsamen, hellen und scheuen Menschen. Sinnes-, besonders Geruchsüberempfindlichkeit besteht einerseits, auf der anderen Seite Erschöpfung der Nebennierentätigkeit, Knorpelaustrocknung, Gelenkrheumatismus. Die Verbindung von Nierenschwäche, Geruchsüberempfindlichkeit und Gicht liegt ähnlich bei Colchicum autumnale vor.

Reagieren Sie lebhaft auf Sinneseindrücke wie Licht, Gerüche, Geräusche?

Sind Sie empfindlich oder leicht ausgekühlt in der Nierengegend?

Wenn nun eine Schwächung der organischen Tätigkeit in der Niere selbst vorliegt, kann dies zu einer krankhaften Verschiebung der nierenzugehörigen Prozesse in andere Organe führen. Beispielsweise kann die Schweißbildung in den den Nierenglomeruli histologisch ähnlichen Schweißdrüsen der Haut übermäßig gesteigert sein (Salvia officinalis). Die Absonderungstätigkeit kann in einem anderen Fall auch in den Magen hinein als Übersäuerung gesteigert sein, verbunden mit den Anzeichen einer sich überstark aus der Niere befreienden astralischen Organisation (Rhus toxicodendron mit Ruhelosigkeit; Nux vomica mit überreiztem Nervensystem; Veratrum album mit Eigensinn). Eine andere, durch Nierenschwäche bedingte Krankheitssituation äußert sich in vermehrten Darmblähungen: Die im Darm befindliche Luft wird

Schwitzen Sie viel oder wenig? Haben Sie leicht feuchte Hände oder Füße? Ist der Schweiß geruchlos oder unangenehm riechend?

Leiden Sie an Blähungen? Müssen Sie öfter aufstoßen? Gehen mit dem Stuhlgang vermehrt Winde ab?

nicht mehr unter dem Luft saugenden Einfluß des Nieren-Blasen-System resorbiert, sondern bleibt als nicht mehr durchseelte, physische und damit "fremde" Luft in den Darmschlingen liegen. (Umbelliferen wie Carum carvi; Carbo Betulae).

Leiden Sie unter Krampfzuständen? Welche?

Die heutige Niere nimmt zwischen den Polen der Einatmung und Ausatmung, der Arterialität und der Venosität eine Stellung ein, in der Einatmung und Arterialität betont sind. Auf früheren Entwicklungsstufen war die Niere stärker venös durchblutet, diesem entspricht heute eine pathologisch verminderte Kohlensäureabatmung mit Neigung zur Zyanose, wobei die astralische Organisation anstatt ihrer Atmungstätigkeit verschiedene Arten von Krampfzuständen herbeiführt (Cuprum metallicum; Carbo Betulae) .

Haben Sie Durchfälle oder Bauchkrämpfe?

Die unzureichende Nierenfunktion kann in der Folge den Darm durch Diarrhoe und schmerzhafte Darmkrämpfe schädigen (Cuprum arsenicosum). Hier wird ein Übergang zum Arsen-Bild deutlich: Nach Rudolf Steiner ist Arsenisieren gleichbedeutend mit Astralisieren, d. h. der Astralleib wird von seiner austrocknenden, entkräftenden Tätigkeit wieder in eine rhythmisch atmende, dem Stoffwechsel zugewandte Tätigkeit überführt.

Sind Sie blutarm?

Der venösen Kupfer-Wirkung steht die arterielle Eisen-Wirkung gegenüber: Die Niere wurde mit ihrem Abstieg ins Retroperitonaeum und ihrer Arterialisierung von einem starken Eisen-Impuls ergriffen. Bei Niereninsuffizienz ist dieser Nieren-Eisen-Prozeß geschwächt, eine renale Anämie tritt mit einer verminderten Bildung von Erythropoetin in der Niere als Folgeerscheinung auf. Hier hat sich - mehr noch als Ferrum metallicum - das Levico-Wasser therapeutisch bewährt, welches Eisen, Kupfer und Arsen in einem ausgewogenen Verhältnis enthält.

3. Die Flüssigkeitsorganisation des Menschen

Über 70% des Gesamtgewichtes beim Erwachsenen (beim Kind noch weit mehr) bestehen nicht aus festen Strukturen, sondern aus lebendig bewegter Flüssigkeit, welche von der ätherischen Organisation getragen und organisiert wird. Der Bildekräfteleib fördert die Anreicherung und Quellung von Flüssigkeiten innerhalb des physischen Leibes; durch diese assimilatorische Tätigkeit bewirkt er beim Erwachsenen die Aufrechterhaltung und beim Kind das Wachstum der Gestalt. Die Tätigkeit des ätherischen Leibes steht in fortwährendem Gleichgewicht mit dem Einfluß der astralischen Organisation, welche sich in Entwässerung, Austrocknung, Ausscheidung und Dissimilation geltend macht. Das harmonische Ineinanderwirken von astralischer und ätherischer Organisation und die ungestörte Tätigkeit des Ätherleibes sind die Voraussetzung und Grundlage für die menschliche Gesundheit.

Sind Sie ein durstiger Mensch?

Haben Sie lieber warme oder kalte Getränke?

Haben Sie das Bedürfnis, viel auf einmal zu trinken (Bryonia)? Oder trinken Sie oft kleine Schlucke (Arsen)[8]?

Die Flüssigkeitsströmungen werden im menschlichen Organismus von der Leber reguliert, welche das Zentrum des Flüssigkeitsleibes bildet. Sie besteht selbst in der Hauptsache aus einer Flüssigkeitsanschoppung, einem "physiologischen Ödem". Fünf verschiedene Flüssigkeiten zirkulieren geordnet in der Leber (Blut aus Arteria und Vena hepatica, Vena portae, Galle und Lymphe), wobei die Abgrenzungen z. B. in Form der lückenhaften Kapillarendothelien oft sehr durchlässig sind. Dieses Strömen in geordneten physiologischen, nicht anatomischen Bahnen kann Urbild für die Tätigkeit der Lebensorganisation sein. Die Leber saugt die Flüssigkeit aus dem übrigen Organismus an, sei es die Bindegewebsflüssigkeit über das Venensystem, sei es die Ernährungsflüssigkeit über die Darmzotten und das Chylus- bzw. Pfortadersystem. Die von ihr ausgehende Saugwirkung ist nachts besonders stark, so daß z. B. beim Kaninchen nachts die Leber das doppelte

Sind Sie erkältet, haben Sie Schnupfen, Husten, Heiserkeit, Kopfschmerzen?

Besteht das Gefühl, daß sich Flüssigkeit zum Kopf drängt?

---

8) *Das Durstgefühl beim Arsenbild entsteht dadurch, daß die astralische Organisation die ätherische Organisation auspreßt und austrocknet, die schwache Lebensorganisation kann jeweils nur kleine Flüssigkeitsmengen assimilieren.*

Volumen annimmt. (Beim Menschen sind die Volumen-schwankungen diskreter.) Durch das Aufsaugen von Ge-webeflüssigkeit aus dem Blut erfolgt dort eine Hypovolämie, die sich als Durstgefühl äußert. - Innerhalb der Leber selbst können wir den Disséschen Raum als den eigentlichen einheitlichen, amalgamierenden und undifferenzierten Flüssigkeitsraum ansehen, welcher die reine Bindegewebs-flüssigkeit der Leber und die noch embryonal jugendlichen, mesenchymalen Kupfferschen Sternzellen enthält.

Der Dissésche Raum ist in diesem Sinne Urleber, noch jen-seits von Blut- und Gallekapillaren oder Leberparenchym.

Wird die saugende Tätigkeit der Leber in krankhafter Weise zu stark, so sammelt sich Bindegewebsflüssigkeit in der Leber und im übrigen Interstitium an in Form von kühlen, teigigen, zur Stagnation neigenden Ödemen.

Dieser Zustand entspricht dem Bryonia-Arzneimittelbild und kann durch eine arzneiliche Gabe von Bryonia alba überwunden werden. Das Interstitium reichert Flüssigkeit an, während die Zellen, das heißt die epithelialen und serö-sen Häute zunächst trocken sind, später dann auch Flüssigkeit "ausschwitzen". Es tritt eine katarrhalische, erst trockene, dann feuchte Entzündung an den Schleimhäuten des Nasen-Rachen-Raumes auf, die dann auf Pleura, Meningen, Peritonaeum und Gelenkhäute übergreifen kann. Typischerweise besteht Durst auf große Mengen von kühler Flüssigkeit. Die Leber ist leicht geschwollen, entsprechend dem Stauungszustand ist der Patient in sich gekehrt, ruhe-bedürftig, manchmal sogar mürrisch. Bedingt durch die phlegmatische Dynamik der überwiegenden ätherischen Organisation sind Bryonia-Krankheiten nicht heftig, son-dern benötigen eine gewisse Zeit zum Entstehen und Ver-gehen.

Sind die Kopfschmerzen schlimmer, wenn Sie den Kopf nach vorne beugen?

Haben Sie stechende Schmerzen beim Ein- und Ausatmen?

Verspüren Sie ein Druck-gefühl in der Lebergegend?

Ganz anders ist der kongestive Zustand, der mit dem Bild von Apis mellifica auftritt: Durch eine Quellung der Grundsubstanz, ausgehend von der Niere und im Blut, kommt es zu einer nicht organisierten, inselförmigen Wasser- und Wärmestauung. Wärmedifferenzierung und Wärmeabgabe sind behindert.

Im Gegensatz zu Bryonia besteht Wärmestau und Durstlosigkeit. Solche Inselbildungen können Zysten, z. B. an Nieren und Ovarien, auch Ganglien, z. B. an den Sehnenscheiden sein. Die Gewebeschwellungen sind blaß, sie können wandern, es besteht eine Nierenausscheidungsschwäche (z. B. Scharlach). Die primäre Schwäche liegt hier bei der astralischen und Ich-Organisation, welche, ausgehend von einer Wärmestarre, ungenügend bei der Verteilung und Differenzierung der Körperflüssigkeit tätig sind.

Taraxacum officinale als milchsaftführende Komposite ist Heilmittel für eine Lebererkrankung, in welcher die Bildung der Lebersäfte, speziell der Galle, zurückgehalten ist (akute Hepatitis). Die Löwenzahnwurzel entspricht speziell dem Leberzuckerstoffwechsel mit seiner Balance zwischen nächtlichem Glykogenaufbau (Taraxacum e radice autumnale) und täglicher Zuckerbildung (Taraxacum e radice vernale). Die Leber enthält 150g Glykogen, welches etwa 10% des Lebergewichtes ausmacht.

Geht die Leberentzündung in eine chronische Form über, so kommt zu der zunächst bestehenden Hyperämie der Arteria hepatica eine Neubildung von Arteriolen im Leberparenchym und ein beginnender bindegewebiger Umbau, welcher schließlich in die Zirrhose führt. Hier ist eine Behandlung mit Disteln (Carduus marianus) angezeigt. An den stark vegetativen, großflächigen Blättern, welche in der Peripherie und in den Blattdornen zugespitzt und verhärtet sind, wird anschaulich, wie der Lichtprozeß überformend, austrocknend und verhärtend in den organischen Flüssigkeitsprozeß eingreift.

Ist die Urinausscheidung zurückgegangen?

Bekommen Sie einen roten Kopf ohne Schweißbildung bei körperlicher Anstrengung?

Verspüren Sie ein Druckgefühl in der Nierengegend?

Kommt es bei Ihnen gelegentlich zu allergischer Hautschwellung mit Quaddelbildung?

Sind Sie müde, abgeschlagen und appetitlos?

Haben Sie Heißhunger (nach Süßem) am späten Vormittag?

Wie sieht die Zunge aus?

Bestehen Anzeichen einer Bauchwassersucht?

27

Auch ist an die Artischocke zu denken, bei welcher die fruchtig gewordenen Kelchblätter auf einen ausgeprägten, zur Ausreifung gebrachten Stoffwechselprozeß hindeuten (Leber als Zentrum der Stoffwechselvorgänge).

Als Metall, welches damit zur tiefgreifenden und längerfristigen Behandlung geeignet ist, entspricht Stannum metallicum dem Lichtprozeß, welcher in der Bindegewebsflüssigkeit die Gestalt der Organe herausplastiziert. Von daher ist Stannum das der Leber zugehörige Metall.

4. Die physische Organisation des Menschen

Der eigentliche physische Leib des Menschen, wie er von der Anatomie beschrieben wird, ist kein dauerhafter und starrer Materieleib, sondern ein augenblicklicher Zustandsleib, der sich aus den in der Zeit verlaufenden rhythmisch geordneten Prozessen der Verdichtung und Entdichtung von Stofflichkeit ergibt. Im großen Zeitrhythmus von Geburt und Tod entsteht und vergeht der Menschenleib, in kleineren differenzierten Rhythmen erneuern sich während des Erdenlebens die Gewebe. Durch zunehmende Verdichtung entsteht aus dem Imponderablen über die Zustände der Wärme, der Luft und der Flüssigkeit schließlich die feste Erdensubstanz, indem im Körper die Kräfte der Konzentration, der Schwerkraft, des Mittelpunktes, d. h. die Zentralkräfte wirksam werden.

Heilen Verletzungen rasch oder verzögert ab?

Der physische Leib bildet sich während der Embryonalzeit durch Kräfte aus, die vom Nervensystem nach der unteren Organisation gehen. Vermittler dieser Kräfte ist das System der Drüsen der inneren Sekretion, welches durch die fein verdünnten endokrinen Hormone den Stoffwechsel der gröberen Leibessubstanz beherrscht. (Hier wird im übrigen physiologisch das Prinzip der Wirksamkeit von homöopathischen Potenzen demonstriert.)

Ausgehend von der Epiphyse (Plumbum metallicum), welche den physischen Bauplan des Menschen repräsentiert und die Entwickung verzögert, gehen die Kräfte über zur Hypophyse (Stannum metallicum), die mit Hilfe der Lichtkräfte die Gestalt der Organe aus dem Flüssigen herausplasiziert und dadurch die gesamte körperliche Entwicklung leitet. Dieser Strom der Verstofflichung endet schließlich in den Fortpflanzungsorganen (Argentum metallicum), welche die Fähigkeit zur Leibesbildung als eigenständige organische Tätigkeit haben. In unserem Zusammenhang wichtig ist die Schilddrüse (Ferrum metallicum), welche phylogenetisch und ontogenetisch die Ausbildung der Lungen induziert und dadurch den Übergang vom Wasser zum Landleben ermöglicht.

Haben Sie viel oder wenig Hunger?

Wie schlägt bei Ihnen die Nahrung an?

Essen Sie etwa kräftig und setzen kein Fett an oder ist das Umgekehrte der Fall?

Welche Nahrungsmittel bevorzugen Sie?

Das Zentrum der physischen Organisation ist die Lunge, welche den Impuls zur Einatmung von der Niere übernimmt und die Atembewegungen an der physischen Luft vollzieht. Die lungenbildenden Kräfte vertiefen Stimme und Atmung, tendieren zu einem großen, eher eckigen und starren Thorax. Während die Kräfte der Wärmeorganisation auflösend und verjüngend tätig sind, sind demgegenüber die Kräfte der physischen Organisation abkühlend und mineralisierend. Aus dem kohlensäurehaltigen Blut schlagen sich durch einen mit der Lungenatmung einhergehenden Abkühlungsprozeß Kalksalze an der Knochenmatrix nieder und bewirken so die Knochenmineralisation.

Atmen Sie eher oberflächlich oder tief?

Wie ist Ihr Körpergewicht?

Haben Sie vergleichsweise einen schweren Knochenbau?

Liegt eine Schwäche der Knochenmineralisation in Form von Rachitis oder Osteoporose vor? Oder im Gegenteil pathologische Verkalkungen in Form von Osteophyten?

Auch das Gehirn ist ein hauptsächlich den physischen Kräften unterliegendes Organ. An seinem Widerlager bildet der Mensch die Gedanken, die jedoch durch die für das Individuum kennzeichnende Dynamik und das Zusammenspiel der großen Organe eine persönliche Färbung bekommen.

Liegt eine genaue oder sogar zwanghafte Art des Denkens vor?

Von der stofflichen Seite her gesehen, finden wir den Kalk als eine typisch irdische Substanz. Er liegt in der Natur in zwei Haupterscheinungsformen vor: Als gelöschter Kalk (Calciumhydroxid, Ca (OH)$_2$) hat er Wasser gebunden. Wird er an der Luft erhitzt, so entsteht der gebrannte Kalk (Calciumoxid, CaO), neben welchem sich auch etwas Nitrit (Ca$_3$N$_2$) bildet (Affinität des Kalkes zum Seelisch-Begierdenhaften). Der gebrannte Kalk zieht unter Wärmebefreiung wieder begierig Wasser an sich. Im menschlichen Organismus liegt der Kalk als Calciumkarbonat vor, und so kann Calcium carbonicum in potenzierter Form den Umgang mit der Nahrungsmaterie regulieren. Durch den Calciumeinfluß kommt es zu einer Gestaltung, Strukturierung, Entquellung des Körpereiweißes (vgl. Einfluß des Calciums bei der Muskelkontraktion). Kohlensaure und phosphorsaure Kalkkristalle mineralisieren die Knochenmatrix (Apatit).

Essen Sie mit Vergnügen?

Neigen Sie zu allergischen Reaktionen?

Im Gegensatz zum trockenen Calciumoxid in der Natur hat der menschliche Calcium-carbonicum-Typus noch eine lymphatisch-wässrige Gestautheit, die jedoch zur Kühle, Stagnation und Leblosigkeit tendiert.

Haben Sie eher eine feuchte oder trockene Haut?

Eine weitere irdische Substanz ist die Tonerde: Als Maske aufgetragen, ist sie bei lebloser, seborrhoisch-fetter oder trockener Haut mit Hyperkeratose angezeigt bzw. innerlich bei Dünndarm-Verdauungsstörungen (Heilerde bzw. Bolus alba).

Sind Sie leicht vergeßlich?

Wie ist der Stuhlgang beschaffen?

Hat der Patient ein altersentsprechendes Aussehen?

Noch trockener und lebloser ist Alumina und das in seinen Sporen stark aluminiumhaltige Lycopodium clavatum: Haut und Nervensystem werden trocken, brüchig, zu physisch, Lähmungen, Verstopfungen treten auf, der Mensch ist ausgekühlt, intellektuell veranlagt, altklug, wirkt vorzeitig gealtert. Während Calcium carbonicum gerne und viel ißt, rundlich und jugendlich aussieht, dabei etwas schläfrig wirkt, hat Lycopodium clavatum demgegenüber immer wieder ein starkes, v.a. nächtliches Hungergefühl, kann aber aufgrund seiner Verdauungs- und Leberschwäche selbst kleine Mengen nur mit Völlegefühl vertragen, ist ausgetrocknet und hager, dabei überwach. Indem die Kräfte des physischen Leibes überhandnehmen, tritt das subjektive Gefühl auf, die Zeit vergehe zu langsam (Alumina/Argentum). Das hängt damit zusammen, daß die vier Wesensglieder in ihrer Dynamik unterschiedlichen Rhythmen unterliegen, wobei beim physischen Leib der längste Rhythmus, nämlich der Jahresrhythmus, zum Tragen kommt (Ätherleib: Monat; Astralleib: Woche; Ich-Organisation: Tag).

Wie ist Ihr Zeitgefühl?

Treten Ihre Beschwerden in einem bestimmten zeitlichen Rhythmus auf?

Der physische Leib drückt in seiner Gestalt und Körperlichkeit das Bild des Menschen und seiner Persönlichkeit aus, so daß sich in einem umfassenderen Sinn die Fragen der Körperbauformen, der Physiognomie und der Proportionsverhältnisse an der menschlichen Gestalt an dieser Stelle ergeben, welche aber nur noch erwähnt werden können.

Haben Sie große oder kleine Zähne?
Wie ist das Größenverhältnis vom Kopf zum Leib bzw. dasjenige vom Oberkörper zu den Gliedmaßen?

5. Ausblick

Die Fragemöglichkeiten, die sich im Laufe der Anamnese und des ärztlichen Gespräches ergeben können, und die hier anhand von Beispielen mit ihrem menschenkundlichen Hintergrund näher ausgeführt werden sollten, haben grundsätzlich zwei Richtungen zum Ziel. Zum einen soll der Arzt durch die vom Patienten gegebenen Antworten Aufschlüsse über die besondere Beschaffenheit der Organwelt und ihrer Aktivität gewinnen. Dies wurde im Ansatz im Vorhergegangenen geschildert. Zum anderen stellt sich die Frage, wie und in welcher Weise sich der Seelenmensch mit der differenzierten Welt der Organe verbindet, d. h. die Frage nach der Konstitution und biographischen Situation des Patienten. Gerade auf der Grundlage einer differenzierten Organbetrachtung ergibt sich ein wirkliches Verständnis für eine konkrete Psychosomatik. Es schälen sich aus den einseitigen bzw. bevorzugten leiblichen Prägungen vier konstitutionelle Richtungen heraus, die für Veranlagungen bis hin zur Krankheitsdisposition Hinweise geben können und die Bedeutung haben für die spezielle konstitutionelle Behandlung, besonders bei chronischen Krankheitssituationen oder auch bei schweren Akutkrankheiten. Hier sei zur Veranschaulichung die Pneumonie angeführt. Neben der allgemeinen Behandlung mit Ferrum metallicum, welche die arterielle Hyperämie im akuten Entzündungsstadium zurückzudrängen vermag, ist zwischen weiteren Heilmitteln je nach der konstitutionellen Veranlagung zu unterscheiden: Eine lymphatisch-kühle "lebertypische" Gesamtverfassung mit starker Exsudation kann durch die Gabe von Tartarus stibiatus wirkungsvoll unterstützt werden. Eine mehr von astralischer und Ich-Organisation überformte, asthenisch-leptosome Konstitution, welche an sich lebhaft-grazil, aber schnell erschöpft ist, wird mehr von Phosphor, beispielsweise in Form von Vivianit, u. U. auch von Arsenicum album profitieren. Die vier, sich in der Praxis natürlich überlappenden Konstitutionstypen sind also

1. der Lungen-Erden-Typus: trocken-physische, zur "vierschrötigen", d. h. eckigen und schweren Gestalt und zur Melancholie neigende Verfassung;
2. der Leber-Wasser-Typus: lymphatisch-gestaute, kühle Verfassung mit oft phlegmatischem Temperament;
3. der Nieren-Luft-Typus: sensible, bewegliche, empfindliche Verfassung mit sanguinischer Veranlagung;
4. der Herz-Wärme-Typus: gedrungene Gestalt mit Wärme- und Blutstauung und cholerischen Zügen.

Hinter der organischen Prägung, hinter Konstitution und Temperament, liegt nun noch eine weitere Schicht, welche die Entwicklung der Einzelpersönlichkeit auf dem Wege nach dem eigenen Ich-Wesen berührt und daher auch nicht schematisiert werden kann. Verschiedene "Entwicklungshindernisse" werden hier immer wieder zum Thema der ärztlich-biographischen Gespräche.

So treffen Verlustereignisse, beispielsweise von nahestehenden Menschen, von Arbeits- oder Wohnplatz, besonders, wenn sie sich wiederholen, kränkend auf die Herzregion. Es droht der Weltzusammenhang verlorenzugehen, indem eine Konfliktspannung oder gar ein Auseinanderreißen zwischen den Interessen der Umwelt und den persönlichen Intentionen in der eigenen Innenwelt auftritt. Eine Welt droht zusammenzubrechen, darin liegt die Gefahr der Herzerkrankung bis hin zum Präinfarkt und Myokardinfarkt (Aurum metallicum), allerdings auch die Chance des Geboren-Werdens einer neuen Welt im Seeleninneren.

Haben Sie in der Vergangenheit einschneidende Verlusterlebnisse gehabt?

Bei der Frage nach Herkunft und Elternhaus fällt immer wieder auf, daß charakteristische Lebenshindernisse, die auf dem Weg einer bestimmten Individualität liegen, durch die äußeren Lebensumstände gerade nicht abgemildert, sondern oft noch verstärkt werden, so daß sie als Lebensaufgaben deutlicher zutage treten, an denen die Kraft der Persönlichkeit erstarken kann. Es hängt viel davon ab, daß diese Lebenshindernisse im Gespräch gefunden und erkannt werden, so daß sie nicht als bloße Widrigkeiten und unglückliche Umstände kränkend einwirken, sondern ein aktiver, lernend verwandelnder Umgang, zumindest im Ansatz, versucht werden kann.

Aus was für einer Familie stammen Sie?

Was hatten Ihre Eltern zu lernen, dadurch, daß Sie als Kind in diese Familie geboren wurden?[9]

Wie kann es Ihnen gelingen, Ihre eigenen Lebensaufgaben als eine Steigerung und Verbindung der Intentionen von Vater und Mutter zu verstehen?

Häufig tritt in der heutigen Zivilisation ein zu frühes Erschüttert-Werden auf. Wiederholte *Schockereignisse*, wie zum Beispiel Unfälle, zerrütten das leibliche Gefüge bereits im Kindesalter bis hinein in das Grundsystem der Organe. Dadurch tritt ein Nicht-ganz-Ergreifen-können, ein leises Fremdsein gegenüber den eigenen Organen auf, eine Autoaggressionskrankheit kann sich entwickeln. Entsprechend dem Karzinom sind die autoallergischen Erkrankungen je nach Organspezifität noch detaillierter zu betrachten: So steht bei der

Welche engen Beziehungen pflegen Sie jetzt?

Traten Schockereignisse in Ihrem Leben auf?

Fühlen Sie sich manchmal fremd in Ihrer Umgebung?

9) James Redfield: "Die Prophezeiungen von Celestine", 1994

Crohnschen Erkrankung, bei der der Dünndarm als ein der Niere unterstehendes Organ betroffen ist, mehr die empfindsame und gekränkte Seele im Hintergrund, wohingegen bei der Colitis ulcerosa (der Dickdarm untersteht der Leber) oft die Willensregion, beispielsweise durch nicht erfüllbare Wünsche, geschwächt ist.

Was wollen Sie durch Ihr Leben verwirklichen?

Sind Sie beständig oder gar hartnäckig in der Verfolgung Ihrer Absichten?
Oder werfen Sie leicht "die Flinte ins Korn"?

Ein weiterer Prüfstein liegt in der *Enttäuschung von Lebenserwartungen*. Aus dieser ergibt sich die Gefahr der Unterdrückung der eigenen Lebensinteressen, der inneren Auskühlung, der Gleichgültigkeit, des Aufgebens und der Resignation bis hin zur Ausbildung einer Krebskrankheit. Auf der anderen Seite ergibt sich die Möglichkeit, einen inneren Widerstand auszubilden, aktive Geduld zu lernen und dadurch eine neue Art von "positiver Resignation" zu schaffen. Das Lebensziel liegt nicht im illusionären Hinwegschaffen der Probleme oder Wegkurieren der Krankheiten. Liegt die Kraft der Ich-Natur nicht vielmehr im Erkennen der realen eigenen und Weltsituation, in einem geduldigen Aushalten- und Tragen-Können, bis sich der nächste Entwicklungsschritt ergibt?

Georg Soldner

Akute und chronische Rhinitis und Sinusitis

Inhalt

1 Entwicklung und seelisch-leibliche Bedeutung des oberen Respirationstrakts

Beim Neugeborenen ist das Mittelgesicht kaum entwickelt: Die Nasenwurzel tritt noch nicht hervor; die Nasennebenhöhlen, welche für die Plastik des Mittelgesichts (zusammen mit der Kieferentwicklung) so entscheidend sind wie die Gehirnentwicklung für die Plastik des Neurocraniums, sind noch nicht entwickelt. Zwischen der Stirn-Augen-Partie einerseits - dem Nerven-Sinnes-Pol des Kopfes - und der Mundpartie andererseits fehlt plastisch-anatomisch noch fast jede Vermittlung: Nerven-Sinnes-Pol und Stoffwechselpol stoßen beim Säugling nahezu unmittelbar aufeinander. Sowohl die Entwicklung, das Wachstum des Gehirns als auch die Leistung des Verdauungstraktes sind in diesem Alter von großer Dynamik geprägt; vieles in der Eigenart des Säuglings im Verhalten und auch in der Pathologie resultiert aus seiner Unfähigkeit, bereits selbst zwischen diesen Polen zu vermitteln. Dies gilt hinsichtlich seiner Empfindlichkeit, Kolikneigung etc. ebenso wie hinsichtlich der Anfälligkeit für entzündliche

35

Ausbildung der
Nasenneben-
höhlen und der
Mittelgesichts-
physiognomie
im Kindesalter
- Ausdruck
wachsender
Präsenz des
Seelischen im
Leiblichen

Prozesse z. B. im Bereich des Mittelohrs und der Gehirnhäute: Stoffwechsel- und Nerven-Sinnes-Prozesse drohen sich gegenseitig in krankhafter Weise zu durchdringen - und im Grunde ist es der Erwachsene, vor allem die stillende Mutter, die dem Säugling noch ihr Rhythmisches System "leiht", während sich in dem heranwachsenden Kind erst allmählich das Rhythmische System, ein Eigenrhythmus ausbildet. Dieser kommt am deutlichsten wahrnehmbar in der Atmung zum Ausdruck, die selbst wesentlich zwischen dem Nerven-Sinnes- und dem Stoffwechselleben vermittelt, die ursprünglicher Ausdruck seelischer Aktivität im Leibe ist und in der unser persönlichster Ausdruck: die Sprache möglich wird, welche die Laute und den Schrei des Säuglings ablöst. Die heute häufigste Todesursache im Säuglingsalter ist, rein phänomenologisch aufgefaßt, ein Zusammenbruch der rhythmischen Atmungsaktivität (sog. SIDS). Im Alter von 9-14 Monaten (in dem normalerweise das Kind beginnt, sich aufzurichten) endet diese Erkrankungsmöglichkeit: Der Eigenrhythmus der Atmung ist stabil geworden und damit auch die Präsenz des Seelischen im Leiblichen.

Solange das Kind im Uterus der Mutter lebt, atmet es noch nicht (der Plazentarkreislauf gleicht eher einer Be-atmung). Der erste Atemzug bedeutet das Erwachen des Seelischen im und am Leibe: Es zieht aktiv in diesen Leib ein und beginnt - davon untrennbar - sich durch ihn zum Ausdruck zu bringen.

Der Säugling ist im Atmen auf die Nasenatmung angewiesen: Eine völlige Nasenobstruktion bedeutet für ihn eine vitale Bedrohung! So kann eine ausgeprägte Rhinitis in diesem Alter eine ernsthafte Erkrankung bedeuten.
Im Kleinkindesalter wird die Rhinitis oft zum Ausgangspunkt einer Otitis media, einer Laryngotracheitis, einer (heute oft obstruktiven) Bronchitis oder einer Sinusitis ethmoidalis. Mit zunehmendem Alter erscheint ein Schnupfen als "banale Erkrankung" - und beim Erwachsenen vernachlässigt man oft

nicht nur die akute, sondern auch die chronische Rhinitis als unwesentliches Symptom. Doch spätestens der chronische Schnupfen ist immer Zeichen einer tieferliegenden Störung; und 5-10% aller Erwachsenen sind heute an einer chronischen (und ansonsten meist klinisch stummen) Sinusitis erkrankt. - Chronische Rhinitis und Sinusitis aber führen zu einer, oft übersehenen, Beeinträchtigung der leiblich-seelischen Transparenz: Das Bewußtsein wird dumpfer, die Sprache verliert ihren Klang, der Schlaf wird weniger erholsam, und Müdigkeit und Schwächung der persönlichen Initiative sind die Folge.

Deshalb sollte nach Möglichkeit jede akute Entzündung von Nase und Nasennebenhöhlen gründlich behandelt werden. Insbesondere unter den heutigen Lebens- und Umweltbedingungen entwickelt sich aus einer akuten Rhinitis allzuleicht eine fortschreitende oder chronisch persistierende Störung, wobei die Sinusitis und die Sinubronchitis besonders hervorgehoben seien.

Physiologisch ermöglicht die Nasenatmung, daß die Außenluft mit Wasserdampf gesättigt, seelisch wahrgenommen und entsprechend unserer Eigenwärme erwärmt wird (noch bei -20°C innert Sekunden auf +34°C!). Erst nach der Nasenpassage können wir wirklich die Außenluft leibentsprechend verinnerlichen und mit ihr in Austausch treten. Eine chronisch gestörte Nasenatmung ist krankmachend, denn die Mundatmung ermöglicht keine wirkliche Assimilation der äußeren Luft. Oft beruhen z. B. gehäufte Entzündungen der unteren Atemwege oder eine bronchiale Hyperreagibilität auf einer gestörten Nasenatmung.

Weniger offenkundig ist die Bedeutung der Nasennebenhöhlen[1]. Die Pneumatisation des Schädels durch die Ausbildung luftgefüllter Hohlräume: der Nasennebenhöhlen, des Mittelohrs und der Mastoidzellen vollzieht sich parallel

Die tiefere physiologische Bedeutung der Pneumatisation der Schädelknochen für den Menschen

---

zum Erwachen des Seelischen. Wie aber Wahrnehmung und Bewußtsein durch einen Mittelohrerguß beeinträchtigt werden, so verliert der Mensch auch durch eine Sinusitis an seelischer Wachheit und Transparenz.

- Es ist weiterhin für die Nasennebenhöhlen charakteristisch, daß sie in der Ausatmungsphase belüftet werden - die ja auch den menschlichen Ausdruck in Gesang und Sprache ermöglicht. Man kann in den Nasennebenhöhlen damit ein Hohlorgan erblicken, wie es für die innere Beseelung des Lebendigen und für den Ausdruck des Seelischen durch das Lebendige notwendig und typisch ist.

Die Pflanze bildet demgegenüber normalerweise nur in der - seelen- und tierverwandten - Blüte einen Hohlraum, während erst das Tier im eigentlichen Sinne über Hohlorgane verfügt. Der Schmerz als grundlegendes seelisches Erleben im Leibe wird im Bereich dieser Hohlorgane besonders intensiv erlebt (z. B. Gallenblase, Dickdarm, Magen), während bei rein parenchymatösen Organen wie Leber und Gehirn die wesentliche Schmerzempfindung an die umhüllende Organkapsel gebunden ist. - So ist auch zu verstehen, warum gerade die akute Sinusitis oder Otitis media zu gravierenden Schmerzerlebnissen führen können.

Die Dreigliedrigkeit des menschlichen Antlitzes

Nase und Nasennebenhöhlen gehören zum 'mittleren Menschen', der im Rhythmus von Atmung und Kreislauf lebt: Das Seelische - Sphäre des Empfindens, der Gefühle, aber auch des erwachenden Verstandes - drückt sich besonders im Mittelgesicht des Menschen aus. Demgegenüber prägt der Stoffwechsel-Gliedmaßen-Pol, der Willenspol vor allem die Mund-Kinn-Partie, während Stirn- und Augenpartie durch Wahrnehmung und Denken wesentlich ihre Prägung erfahren. Es ist für den Arzt wichtig, in dieser Weise das menschliche Antlitz differenzierend wahrzunehmen[2].

2) Vgl. N. Glas, *Die Formensprache des Gesichtes, Wien-Leipzig-Bern, 1935*

Die Therapie von Rhinitis und Sinusitis verfolgt von diesem Standpunkt aus das Ziel, den atmenden mittleren Menschen zu befreien - sei es aus dem einseitigen Vorherrschen entzündlicher Stoffwechselprozesse oder auch von einem überstarken Abbau von Seiten des Bewußtseinspoles.

Dabei ist zu berücksichtigen, daß die Entzündung

- bereits eine Reaktion auf die einseitige Vorherrschaft des Nerven-Sinnes-Poles darstellen kann. Dies vor allem dann, wenn dieser selbst in einseitiger Weise in Anspruch genommen wird (z. B. das Erstarren des Auges in der Bildschirmarbeit, oder das einseitig rezipierende Arbeiten im Rahmen von Prüfungsvorbereitungen während Schule und Studium).

Kränkende Einflüsse des 'oberen' und des 'unteren' Menschen auf den mittleren Menschen

- andererseits Ausdruck eines "ausfließenden", ungebändigt überwuchernden Stoffwechsels darstellen kann, der nun in Gestalt eines "Stoffwechselprozesses" an falschem Ort z. B. ein darm- oder lebertypisches Geschehen im Bereich der Kieferhöhlen entfaltet.

Umgekehrt können degenerativ-sklerosierende Tendenzen ihren Ursprung

- in einer Überbeanspruchung der Nerven-Sinnes-Tätigkeit

aber auch

- in einer Vernachlässigung der Gliedmaßentätigkeit bzw. primären Schwäche der Stoffwechselorganisation haben.

Grundsätzlich ist heute bei vielen Patienten festzustellen, daß sie im Alltag einerseits zu wenig mit ihren Gliedmaßen tätig sind und andererseits der starken Beanspruchung des Nerven-Sinnes-Lebens zu wenig ein individuell souveränes, differenzierendes Bewußtsein als inneres Zentrum überordnen. Auf diesem Boden breitet sich oft ein entzündlich-degenerativ bzw. allergisch-chronifizierendes Krankheitsgeschehen im oberen Respirationstrakt aus.

Diagnostisch kann man also anstreben, den Menschen dreigliedrig zu erfassen. Therapeutisch reichen Arzneimittel oft nicht aus. Es ist wichtig, letztlich das 'Erscheinen der Person' im Menschen als Ziel vor Augen zu haben. Dem dienen neben dem Arzneimittel Hinweise zur Lebensführung, künstlerische Therapien wie Heileurythmie, Sprachgestaltung oder Gesang, Hinweise zur Ernährung, zum Wohnklima, zur Urlaubsgestaltung und schließlich das Ansprechen der seelischen Lebensverhältnisse des Patienten. Nicht zufällig spricht man davon, daß einer "die Nase voll hat", daß er "etwas nicht mehr hören kann".

Die folgenden Ausführungen beziehen sich in erster Linie auf arzneiliche Therapiemöglichkeiten, die sich dem Autor bewährt haben. Eine ausführlichere Begründung der Therapie kann hier nicht gegeben werden. Andererseits soll diese Darstellung zur eigenen Erfahrungsbildung anregen - schließlich muß der Therapeut doch bei jedem Patienten individuell den Weg zur angemessenen Behandlung finden.

2 Akute Rhinitis

Säuglinge

Im ersten Lebensjahr kann eine akute Rhinitis Schlafstörungen bis hin zu nächtlicher Atemnot und Trinkschwierigkeiten hervorrufen. Wesentliches Heilmittel in diesem Alter ist **Sambucus nigra**, der schwarze Holunder, potenziert in **D4** bis **D6**, 4-6 x täglich 3-5 Globuli vor dem Stillen/der Mahlzeit. Diese Heilpflanze zeigt einerseits in ihren Blütenständen eine schwefelverwandte stoffwechselnahe Dynamik und verbindet sich andererseits intensiv mit der Luft. Beim Säugling droht im Respirationstrakt rasch ein Überhandnehmen der Stoffwechselaktivität (gerade nachts, im Schlaf!): Das homöopathische Leitsymptom von Sambucus ("erwacht plötzlich, nach Luft ringend") entspricht einem Ertrinken der Atmung in der flüssigen Sekretionstätigkeit des Leibes: Der Respirationstrakt droht auf die Stufe des Intestinaltrakts zurückzufallen, aus dem er sich in der Embryonalzeit herausentwickelt hat. - Sambucus nigra kann diese Gefahr im Bereich der Nase und auch des Kehlkopfes (stenosierende Laryngitis, "Pseudokrupp"!) abwenden.

Sambucus nigra als Heilmittel im 1. Lebensjahr

In *potenzierter* Form wirkt der Holunder stärker *durchluftend, abschwellend, in mehr stofflicher Form*, als **Holunderblüten-Elixier** WALA, wird hingegen die *durchwärmende und schleimverflüssigende Qualität* betont (vgl. niedrige gegenüber mittleren Potenzen von Sulfur!). Holunderblüten-Elixier (1 Eßlöffel/Tasse) mit Lindenblütentee und etwas Zitrone ist in unserer Praxis ab dem Kleinkindesalter ein sehr bewährtes schleimlösendes und durchwärmendes Heilmittel. (Bemerkenswerterweise enthält auch ein synthetisch hergestelltes Mucolyticum wie Acetylcystein Schwefelverbindungen.). - Jede akute Rhinitis kann bereits erstes Symptom einer gestörten Wärmeorganisation sein! Bei Säuglingen ist vor allem auf eine ausreichende Kopfbedeckung zu achten: Im ersten Lebensjahr bildet der Kopf 20% der Körperoberfläche. Das Tragen einer geeigneten Kopfbedeckung auch in der Wohnung kann die Infektanfälligkeit (vor allem zart gebauter Säuglinge) sehr deutlich zurückgehen lassen.

Lokal wendet man beim Säugling am besten **Muttermilch** an, die in die Nase getropft wird. Bei starker Nasenobstruktion bewährt sich zuckergesättigter, konzentrierter Kamillentee. Im zweiten Stadium des Schnupfens kann man **Nasenbalsam mild** WALA anwenden (ab ca. 6 Lebensmonaten empfehlenswert), evtl. nur auf Nasenflügel und im Naseneingang aufgetragen.

Bei *eitriger Konjunktivitis* bewährt sich die Gabe von **Pulsatilla D12** im Wechsel mit **Silicea comp.** WALA sowie lokal **Calendula D4** WELEDA oder **Echinacea/Quarz comp.** Augentropfen (WALA).

Kinder und Erwachsene

Will man einen beginnenden, wässrigen, stark sezernierenden Schnupfen kupieren, kann man **Allium cepa e bulbo D6** Amp. WALA und/oder **Camphora D3** Amp. WALA einmalig in den Nacken s. c. injizieren und anschließend für ein bis zwei Tage oral mehrmals täglich 1/2 Trinkampulle verabreichen.

Eine oft bewährte Basistherapie besteht in der Gabe von **Agropyron comp.** WALA, 3 x tgl. 1/2 - 1 Trinkampulle, einem ansteigenden warmen Fußbad (bis zu den Waden; im gut geheizten Bad) abends mit anschließender Einreibung der Beine mit **Malvenöl** WALA (= **Malva comp., Oleum**) sowie evtl. zur Nacht der Anwendung von WALA-**Nasenbalsam** (Kinder:

Nasenbalsam mild). Agropyron comp. aktiviert das lymphatische System und die Leber als das Hauptorgan vitaler Aufbau- und Verdauungsprozesse. Das ansteigende Fußbad aktiviert die Wärmeorganisation und leitet Entzündungstendenzen nach unten-außen ab; die Ölkomposition Malva comp. intensiviert und verstetigt diese Wirkung. Damit wird eine heute oft anzutreffende Wurzel von Rhinitis und Sinusitis therapiert: die zu geringe Wärmebildung in den Gliedmaßen, vor allem den unteren Extremitäten, und die heute so häufige Störung des Stoffwechselbereichs (falsche Ernährung, medikamentöse Vorbehandlungen, toxische Belastungen etc.). Indem Wärme- und Lebensprozesse am richtigen Ort aktiviert werden, kann die Entzündung als 'Wärme- und Stoffwechselaktivität an falscher Stelle' abgebaut werden.

Stärkung des peripheren Wärmeorganismus

Diese Therapie beugt einer Sinusitis wirksam vor! Agropyron comp. sollte im Normalfall nicht länger als 5 Tage gegeben werden.

Bei Erwachsenen mit bekannter Neigung zu Sinusitis bzw. chronischer Rhinitis kann diese Therapie initial durch die tägliche s. c. Injektion von Agropyron comp. in den Nacken intensiviert werden.

Prophylaktisch ist bei gefährdeten Patienten im Winterhalbjahr die 3 mal wöchentliche bis tägliche Durchführung des Fußbades (z. B. mit **Salbei Bad** Dr.Hauschka) und der Öleinreibung mit **Malvenöl** (WALA) über mindestens 4 - 6 Wochen ab Beginn der ersten Kälteperiode zu empfehlen. Weiterhin kann bei diesen Menschen die Therapie mit potenziertem **Eigenblut** nach *Imhäuser*[3] (ab Herbstbeginn, oral durchgeführt, 3 Wochen C5 tgl. 3-5 Tr., danach 6 Wochen C7, 6 Wochen C9 und evtl. 6 Wochen **C12** 3 x wöchentlich 3 - 5 Tr.) zu einer wesentlichen Stabilisierung der Immunität führen.

Prophylaxe

---

3) *Vgl. H. Imhäuser, Homöopathie in der Kinderheilkunde,*
   9. Aufl., Haug Verlag, Heidelberg

Wesentlich ist bei der oralen Gabe potenzierter Heilmittel, daß sie mindestens 5-10 Minuten vor der Mahlzeit eingenommen und möglichst 1-2 Min. im Mund behalten werden. Der Hinweis auf solche scheinbare Geringfügigkeiten ist in der Praxis oft so entscheidend wie das richtige Heilmittel. Auch die Hinweise zur Pflege der Wärmeorganisation sollten vom Therapeuten ausführlich selbst gegeben werden, wenn sie wirklich im Verhalten des Patienten Folgen haben sollen.

(Weitere Hinweise zur lokalen Therapie und Diät siehe unter 3 Akute Sinusitis)

3 Akute Sinusitis

Die akute Sinusitis unterscheidet sich von der Rhinitis grundsätzlich durch die *Beeinträchtigung des Allgemeinzustandes*: Während die Rhinitis v. a. seelisch als Beeinträchtigung (der Atmung, des Einschlafens, der Konzentrationsfähigkeit) erlebt wird, ist bei der Sinusitis grundsätzlich die *Vitalität* (Lebensorganisation) und die *Wärmeorganisation* des Patienten mitbetroffen. Eine *antibiotische Therapie* kann zwar in Einzelfällen unumgänglich sein (vor allem dann, wenn die Lebensumstände akut eine Heilung aus eigenen Kräften nicht zulassen); grundsätzlich aber schwächt sie die Wärmeorganisation und Vitalität des Patienten weiter, so daß der Patient nach einer antibiotischen Therapie in gewisser Hinsicht kränker ist als vorher. Nur eine Therapie bzw. eine Nachkur, die diese Aspekte berücksichtigen und therapeutisch einbeziehen kann, wird wirklich eine Ausheilung der Sinusitis erreichen können.

Schutz und Kräftigung der Wärmeorganisation als vorrangiges therapeutisches Ziel

44

Ätiologisch sind neben den bereits oben genannten Ursachen von Entzündungen der oberen Atemwege bei Sinusitis von Bedeutung:

- die Zähne: Entzündung im Bereich von Zahnwurzel und Kieferknochen - oft zu erkennen - und (v. a. bei chronifizierenden Verläufen) Amalgambelastung. Deshalb sollte bei jeder Sinusitis der Zahnstatus untersucht, die Zahntaschen auf Druckschmerzhaftigkeit hin palpiert und evtl. Füllungen kontrolliert werden (cave insbesondere Amalgamfüllungen + gleichzeitige Versorgung mit Goldkronen: - hohe Quecksilberfreisetzung!)

- Hallenschwimmbadbesuch (Chlorexposition, Unterkühlung, Keimexposition) führt häufig zur Sinusitis und ist längerfristig zu meiden!

- Kaffee, Nikotin, evtl. Schwarztee beeinträchtigen die Wärmeorganisation und machen die Schleimhäute durch Fehlsteuerung der Durchblutung anfälliger

- Bestimmte Nahrungsmittel, v. a. Kuhmilch, führen bei vielen Patienten zu stärkerer Verschleimung der Atemwege (Anamnese); reichlicher Industriezuckergenuß schwächt grundsätzlich die Immunität: Eine entsprechende Diät bei Nahrungs- und Genußmitteln ist zur Ausheilung unverzichtbar!

Diätetisch ist es wichtig, die oben genannten negativen Einflüsse wegzulassen (v. a. Kaffee, Nikotin, Vollmilch, Süßigkeiten). Kälte und Zugluft (Fahrradfahren in kühler Jahreszeit!) sind zu vermeiden. Wärme und Flüssigkeit (z. B. der genannte Lindenblütentee mit Zitrone und Holundersaft, aber auch 1-2 mal täglich heiße Suppe) sind von wesentlicher Bedeutung.

Präventive Maßnahmen

In der Nachkur kann regelmäßiger Saunabesuch, genügend körperliche Bewegung, evtl. bei sehr im Streß lebenden Erwachsenen auch genügend Lichtzufuhr notwendig sein, um die Situation dauerhaft zu stabilisieren.

Wesentlich ist es, unbedingt kurzzeitig dem Patienten *Ruhe und "Ausatmung"* zu ermöglichen (Verzicht auf Schulbesuch, Krankschreibung!). - Wer "einfach weitermacht", riskiert einen wochen- bis monatelang verschleppten Verlauf.

Diagnostik

Diagnostisch ist der Allgemeinzustand (Schwäche, allgemeines Krankheitsgefühl, evtl. Fieber) neben den lokalen Symptomen wegweisend. Eitrige Schleimstraße an der Rachenhinterwand, Husten beim Hinlegen und Aufstehen, Klopf- oder Spontanschmerz über Stirn- und Kieferhöhlen, Druckgefühl an der Nasenwurzel, frontal betonter Kopfschmerz, tief unterschattete Augen (die auf eine Behinderung der Nasenatmung deuten können), Schwellungen der regionalen Lymphknoten ergeben auch ohne bildgebende Verfahren (Sonographie, Röntgen) oft entscheidende Hinweise.

Im Vorschulalter kann der Schmerz auch bei akuter Sinusitis völlig fehlen; erst mit zunehmender Verselbständigung des Seelischen tritt er in den Vordergrund und wird meist von Jugendlichen und jungen Erwachsenen am stärksten erlebt - bei denen ja das Seelische am meisten im Vordergrund steht. Hochfieberhafte Verläufe heilen in der Regel besser aus, weil die Wärmeorganisation und damit das Immunsystem des Patienten aktiver ist; *Fieber*, unter Umständen über Wochen anhaltend (!) - wir beobachteten ein eineinhalbjähriges Mädchen mit Sinusitis ethmoidalis et maxillaris, das sieben Wochen fieberte vor Diagnosestellung!), kann bei kleinen Kindern fast das einzige Symptom einer akuten Sinusitis sein. Demgegenüber fehlen Fieber und Schmerz bei manchen erwachsenen Patienten, während die schwere Beeinträchtigung der Vitalität im Vordergrund steht.

Wärmeorganisation	Fieber
seelische Organisation	Schmerz
Lebensorganisation	Müdigkeit, Abgeschlagenheit, allgemeines Krankheitsgefühl
physische Organisation	entzündliches Sekret, Schleimhautschwellung

4 Therapie

Therapeutisch primär sind äußere Anwendungen:

- ansteigendes Fußbad (vgl. Abschnitt 2) oder besser: **Senffußbad** (3 Eßlöffel schwarzes Senfmehl auf ein Fußbad) und evtl. anschließende Öleinreibung mit **Malvenöl** WALA 1-2 mal täglich.

- (ca. ab dem Alter von 5 Jahren) Spülung der Nase mit **Siemens-Nasendusche** (250 ml körperwarmes Wasser, mit ca. 1/2 gestrichenen kleinen Teelöffel Kochsalz) 1-2 mal täglich.

- Nase frei halten durch Einsprayen von **Emser Sole**, 1-2 mal tgl. **Nasenbalsam (-mild)** WALA (letzterer bei Kindern). Evtl. kurzfristig Einlagen mit Erdnußöl und 2% Mentholzusatz kombiniert mit Rotlicht, wenn Sekretstau besteht.

- Einreibung der Haut (Wangen, Stirn, Nacken) morgens mit **Vespa crabro 1%** Ungt. WELEDA, abends mit **Carex arenaria 1%** Ungt. WELEDA bzw. Meerrettichkompressen an diesen Lokalisationen.

47

Innerlich steht bei allgemein fieberhafter Symptomatik, v. a. im Kindesalter, die Gabe von Kieselsäure, gemeinsam potenziert mit Silber und Tollkirsche im Vordergrund:

Silicea comp. WALA 5 x 5-7 Globuli täglich (Basistherapie).

Nach Abklingen des Fiebers zur Ausheilung

Berberis/Quarz WALA 3 x tgl. 5-7 Glob.

Treten starke Schmerzen auf, ist akut vor allem Arnica wirksam:

Arnica e planta tota D12 Glob. WALA / Dil. WELEDA 3-5 x 5 Glob./Tr.

Arnica und Silicea comp. können auch in stündlichem Wechsel gegeben werden, bis sich die Symptomatik zu bessern beginnt.

Lokalisierte Symptomatik meist erst ab dem Schulalter

Meist erst ab dem Schulalter (vgl. ähnliches bei der Pneumonie!) zeigt sich eine *ausgeprägter lokalisierte Symptomatik*. Hier bewähren sich bestimmte, in der Homöopathie und der Anthroposophischen Medizin sehr bekannte Einzelmittel. Da mit zunehmendem Lebensalter die *Beeinträchtigung der Vitalität* gleichzeitig ein immer stärkeres Problem für die Therapie darstellt, bewähren sich uns in der Praxis hier die Gaben von *tiefen Potenzen* in der akuten Phase! Diese sind in der Lage, den Stoffwechsel stärker herauszufordern und anzuregen und bringen damit den Sekretfluß besser in Gang.

Bei Sinusitis maxillaris bewährt sich

Kalium bichromicum D6 Dil. 5 x 5 Tr.,

bei Sinusitis ethmoidalis , frontalis

Zinnober D6 WELEDA 5 x 1 Tbl.

bei zäh-eitrigem Sekret jeweils kombiniert mit

Hydrastis D 6 Dil. 5 x 5 Tr.

Besteht eine starke Kälte- und Schmerzempfindlichkeit und/ oder ergeben sich in der Vorgeschichte Hinweise auf toxische Belastungen (Antibiotika, Amalgam, Genußgifte), bewährt sich

Hepar sulfuris D6-D30, das auch den von einer Sinusitis provozierten Husten positiv beeinflußt (ebenfalls gut kombinierbar mit Hydrastis D6, bei starken Schmerzen mit Arnica D12).

Vor allem bei Erwachsenen ist initial die *Injektionsbehandlung* ein oft unverzichtbares Element, um rasch eine Schmerzlinderung und Besserung des Befindens zu erreichen und eine Antibiose überflüssig zu machen. Gleichzeitig spielen vor allem in dieser Anwendungsform **potenzierte Organpräparate** eine wesentliche Rolle in unserer Praxis: Bei der allgemein gestörten Vitalität und Wärmeorganisation der Patienten reagiert die Schleimhaut sehr viel zuverlässiger und rascher auf die Therapie, wenn sie durch ein homologes Organpräparat gezielt angesprochen und aktiviert wird. Dabei wirken Potenzen von **D12 bis D30** vor allem abschwellend, während niedrige Potenzen (**D 6**) anregend (z. B. sekretverflüssigend) wirken.

Injektionsbehandlung beim Erwachsenen oft unverzichtbar!

In der eigenen Praxis steht als initiale Injektionsbehandlung folgende Komposition im Vordergrund:

Silicea comp. Amp. WALA, **Membrana sinuum paranasalium Gl D15**[4] Amp. WALA beidseits der Wirbelsäule in Höhe C_7 bis Th_2 *s. c. injiziert.* Als Ergänzung bietet sich noch an: **Vespa crabro Gl D8** Amp. WALA, welches allgemein die Durchluftung und Selbstreinigung der Nebenhöhlen anregt[5]; **Berberis e fructibus D3** Amp. WALA/WELEDA, welches das Abschwellen der Schleimhaut unterstützt und eine antiallergische Komponente beinhaltet.

Steht die geschwächte Vitalität von Anfang an im Vordergrund, injiziert man anstelle von Silicea comp. besser

Agropyron comp. Amp. WALA;

ist der schmerzhafte Sekretstau das augenblicklich wichtigste Problem, kann man

Myristica sebifera D4 Amp. WELEDA
mit der oben genannten Komposition (Silicea comp. und Membrana sinuum paranasalium Gl D15) kombinieren oder

Myristica sebifera comp. Amp. WALA
Membrana sinuum paranasalium Gl D30 Amp., WALA
Vespa crabro ex animale Gl D15 Amp. WALA

als Mischspritze injizieren.

Bei Stagnation des Krankheitsverlaufs: Mercurius solubilis

Innerlich bewährt sich in dieser Situation, wenn die Sekretion nicht in Gang kommt und oft schwere Schmerzen bestehen, die Gabe von

Mercurius solubilis D30, 10 Globuli in 30ml Wasser gelöst, über einen Tag schluckweise trinken lassen als Zwischenmittel, das dann von den oben genannten Mitteln abgelöst werden kann.

---

4) *Es stehen auch Organpräparate für die einzelnen Nasennebenhöhlenbereiche zur Verfügung, z. B. Membrana sinus maxillaris Gl oder Membrana sinus frontalis Gl etc.*
5) *Vgl. F. Husemann in: Der Merkurstab, Heft 6/1989*

Eine dentogene Sinusitis kann mit Injektionen von

Periodontium/Silicea comp. Amp. WALA behandelt werden (und zahnärztliche Behandlung!).

Sehr oft ist nur *eine* Injektion notwendig, um dann mit den genannten Mitteln die akute Sinusitis zur Ausheilung zu bringen. Manchmal müssen die Injektionen jedoch einige Tage lang - 1 x täglich oder alle 2 Tage - fortgesetzt werden, bis Schmerzfreiheit erreicht ist. Antibiotika sind so fast nie notwendig! Gleichzeitig wird die Rezidivneigung durch eine solche Behandlung, welche die Selbstheilungskräfte aktiviert und nicht korrumpiert, wesentlich gesenkt.

Nach dem Abklingen der akuten Symptomatik sollte eines der nachstehend genannten Präparate noch über 3 - 6 Wochen gegeben werden, um die Schleimhautverhältnisse dauerhaft zu stabilisieren:

Die Nachbehandlung entscheidet über den Therapieerfolg

Berberis/Quarz WALA 2-3 x 5-10 Glob.
(wirksam v. a. im Kindesalter; bei Allergieneigung - wirkt vor allem formend auf die Schleimhaut)

Sulfur jodatum D6 Dil. WELEDA 3 x 5 Tr.
(bei geschwächten Licht- und Lebenskräften, stärkt die Verdauungskräfte im Oberbauch - v. a. das Pancreas und die Gallenfunktion - und führt zu einer Reinigung der Nebenhöhlen von Resten entzündlichen Sekrets und bakterieller Fremdbesiedelung)

Equisetum/Stannum WALA 2 x 7-10 Glob. (fördert v. a. die Pneumatisation, die Rückbildung von Schleimhauthyperplasien, den vollständigen Sekretabfluß)

Eine wesentliche Hilfe auch bei akuter Sinusitis kann die **Heileurythmie** bedeuten (vgl. unten, Abschnitt 5).

5 Chronische Sinusitis

Ursachen

Die chronische Sinusitis ist heute bei Erwachsenen im mittleren Lebensalter eine weit verbreitete - und oft unerkannte - Erkrankung (5 - 10% aller Erwachsenen sind betroffen!). Auf ihre Bedeutung, ihre möglichen Ursachen wurde in den Abschnitten 1 und 4 bereits hingewiesen. Grundsätzlich führen die *Unterdrückung einer seelischen Problematik* - wir können von einer Unterdrückung der Ausatmung im weitesten Sinne sprechen - *oder akuter leiblicher Entzündungsprozesse* besonders häufig zu einer chronischen Sinusitis; Intoxikationen (Amalgam, Pentachlorphenol etc.) und chronisch-degenerative Entzündungsprozesse im Zahnbereich bilden weitere wichtige Ursachen.

Durchgreifende Diagnose und Mitwirkung des Patienten in der Therapie

Wesentlich ist primär die *Diagnose*, die eine gründliche HNO- und zahnärztliche Abklärung beinhalten und die dem Patienten in ihrer Bedeutung richtig vermittelt werden sollte. Denn davon hängt die Mitarbeit des Patienten, die bei der Therapie einer chronischen Sinusitis unverzichtbar ist, entscheidend ab. - Nicht selten wird heute die Erkrankung als "Nebenbefund" eines cCT oder einer MRT des Kopfes entdeckt - aber oft dem Patienten gegenüber bagatellisiert.

Konstitutionstherapie

Für eine erfolgreiche Behandlung ist neben der Klärung der *Ätiologie* die möglichst *individuelle Erfassung der Konstitution* des Patienten am wichtigsten (vgl. auch die Hinweise in Abschnitt 1). Kaum eine chronische Erkrankung ist ohne diese wirkliche Individualisierung von Diagnose und Therapie zur Ausheilung zu bringen. - Im Folgenden können nur allgemeine Anregungen zum therapeutischen Vorgehen gegeben werden.

Wesentlich ist die Reaktivierung des Krankheitsprozesses primäres Therapieziel. Erst wenn die Eigenaktivität des Organismus wieder in Gang kommt, kann Ausheilung erreicht werden.

Die Empfehlungen zur Diät, zum Vermeiden von Hallenbädern, zur Zahnsanierung etc. gleichen denen in Abschnitt 4. In Zusammenarbeit mit dem Patienten gilt es herauszufinden, wo eine Veränderung seiner Lebensführung am wichtigsten ist: Es geht hier um die *Reaktivierung des Patienten sich selbst gegenüber* - ein zentrales Anliegen der Anthroposophischen Medizin (aber z. B. auch Hahnemann hat dem große Aufmerksamkeit geschenkt). Jeder Schritt des Patienten muß dem Arzt ebenso wichtig sein wie das eigene Heilmittel.

Gelegenheit zur Eigenaktivität geben vor allem die äußeren Anwendungen. Hier ist bei der chronischen Sinusitis das täglich abends durchgeführte ansteigende Fußbad für sehr viele Patienten wesentlich, da die meisten eine zu wenig aktive Wärmeorganisation, also eine innere Auskühlung aufweisen. Diagnostisch kann man dies mit einer zweimaligen Temperaturmessung - morgens vor dem Aufstehen und abends nach 20 Minuten körperlicher Ruhe gegen 18 Uhr gemessen - erfassen und dokumentieren (mindestens 14 Tage messen, bei menstruierenden Frauen einen Zyklus lang). Wesentliche Befunde sind ein allgemein zu niedriges Wärmeniveau, vor allem aber eine starre Temperaturkurve, ein Verlust der normalen Ordnung des Wärmeorganismus (Anstieg der Kerntemperatur vom Morgen bis zum Abend um ca 0,5-1°C).

Äußere Anwendungen zur Aktivierung des Patienten

Ergibt sich eine ausgeprägte Störung der Wärmeorganisation, bestehen folgende Möglichkeiten:

- regelmäßige körperliche Aktivität (Bergwanderungen, mittelschwere körperliche Arbeit, Saunabesuch)

- **Öldispersionsbad** nach Junge (als Öl geeignet z. B. **Thymus Oleum aether.** 5% WALA, **Pinus pumilio Oleum aether.** 10% WALA, **Prunus spinosa e floribus W 5%** WALA) - 1-2 x wöchentlich

Allgemeine Aktivierung der Wärmeorganisation: Basis der Therapie

- Injektionsbehandlung mit **Mistelpräparaten**, z. B. **Iscucin Tiliae** Stärke A, 1 x oder 2 x wöchentlich abends 17-19 Uhr s. c. injiziert (Oberarm); bei ungenügender Wirkung (Temperaturmessung!) Stärke A im Wechsel mit St. C oder St. B injizieren.

Alle genannten Maßnahmen wirken nicht organotrop, sondern setzen sich zum Ziel, die individuelle Wärmeorganisation des Patienten in ihrer Eigenaktivität umfassend anzuregen und zu regulieren. Sie sind vor allem bei derjenigen Patientengruppe wichtig, bei der die chronische Sinusitis die Vorläufererkrankung einer destruktiv-sklerosierenden oder einer Tumorerkrankung darstellt. - Diese Disposition kann vor allem durch das Erfassen der Wärmeorganisation und der seelischen Eigenaktivität des Patienten erkannt werden. Ohne korrekte Diagnostik sollte insbesondere die Misteltherapie keinesfalls angewandt werden!

Organbezogen allgemein wirksam sind Injektionen mit tiefen Potenzen von

Organotrope
Therapie

Hepar sulfuris, Membrana sinuum paranasalium Gl (zusammengefaßt in dem Präparat **Hepar sulfuris comp.** WALA), **Myristica sebifera** und **Formica**, z. B.

Hepar sulfuris comp. Amp. WALA, **Formica ex animale Gl D8** Amp. WALA oder **Hepar sulfuris comp.** Amp. WALA, **Myristica sebifera comp.** Amp. WALA

entweder im Nacken oder - an entsprechenden Akupunkturpunkten - über den Augenbrauen und in der Schläfenregion als Mischspritze.

kann in die gingivale Umschlagfalte z. B. **Periodontium/Silicea comp.** Amp. WALA injiziert werden.

Innerlich sind individuell konstitutionelle Heilmittel manchmal unverzichtbar. Allgemein am wichtigsten ist potenzierte Kieselsäure, z. B.

Quarz D20 Trit. WELEDA, 2 x tgl. 1 Messerspitze.

Die Wirkung von Quarz kann unterstützt werden durch eine potenzierte Zubereitung aus der roten Waldameise, Formica rufa

Formica D6 Dil. WELEDA, 2 x 7 Tr.

Die Waldameise gliedert zerfallende Substanz (pflanzlicher *Formica* und tierischer Herkunft) wieder in den Kreislauf des Lebens ein; sie reinigt lebendige Oberflächen (z. B. die Rinden der Bäume) und schützt sie vor parasitärer Besiedelung. Die rote Waldameise verkörpert in Nadelwäldern ein Verdauungs- und Immunsystem der Natur - nachweisbar an der hohen Baumgesundheit in der Umgebung von Ameisenhaufen der Formica rufa. Formica D6 kann den Organismus anregen, dort wieder aktiv zu werden, wo sein Immunsystem resigniert hat, wo chronisch gestörte Wärmeverhältnisse vorliegen.

Die Lebensorganisation des Patienten wird gestärkt durch Schlehenblüten und -triebspitzen:

Prunus spinosa e floribus et summitatibus D3 Glob. WALA, 2 x 7.

Der Dreiklang von Quarz, Formica und Prunus spricht damit alle gestörten Wesensglieder des Patienten so an, daß sie aktiviert werden, selbst die notwendigen Heilungsvorgänge in Gang zu setzen und eine Normalisierung des physisch faßbaren Befundes zu bewirken.

Bei dentogener Sinusitis kann innerlich statt Quarz oder im Wechsel damit

Magnesium fluoratum D12 STAUFEN-Pharma, 2 x 5 Glob. tgl. gegeben werden.

Grundsätzlich gilt, daß die genannten Therapien so lange durchzuführen sind, bis wirklich Ausheilung erreicht ist. Dies gilt gerade für die innerlich gegebenen Heilmittel. Um deren Wirkung zu erhalten bzw. zu steigern, kann man diese in *wöchentlichem* bzw. *monatlichem* Wechsel geben:

Quarz im Wechsel mit **Magnesium fluoratum D12, Fluorit D12**, und **Thuja D12**.

Formica im Wechsel mit **Prunus D3, Berberis/Prunus D2** WELEDA.

Künstlerische Aktivität als wichtige therapeutische Komponente

Eine durchgreifende Aktivierung des Patienten gelingt oft dann, wenn er selbst künstlerisch aktiv wird. Durch die Kunst kann ein neues Gleichgewicht von Ein- und Ausatmung eintreten; wer in seiner Lebensführung regelmäßig eigener künstlerischer Aktivität Zeit und Raum gibt, stärkt sein eigenes Rhythmisches System und damit seine eigenen heilenden Kräfte.

Eine spezifische künstlerische Therapiemöglichkeit bietet die von Rudolf Steiner entwickelte **Heileurythmie**. Besonders wichtig ist das dreiteilige Schreiten sowie die Lautfolge LMSU, in einer dafür geeigneten Art und Weise durchgeführt (nur in

Heileurythmie, Gesang, Sprachgestaltung

Zusammenarbeit mit einem Heileurythmisten bzw. nach eigener Ausbildung praktizierbar). Sehr hilfreich sind auch Gesang und Sprachgestaltung: Nur wenn der Patient den kranken Organbereich selbst seelisch neu belebt, gebraucht, einbezieht, kann er ihn selbst gesund erhalten.

Schließlich sei auf den allgemein wichtigen Therapieansatz hingewiesen, denjenigen Organbereich beim Patienten zu bestimmen, der leiblich in seiner Funktion geschwächt ist - bei der Sinusitis vor allem Darm, Leber/Galle/Pancreas, Milz und Niere. Diagnostisch kann hier nicht näher darauf eingegangen werden. Therapeutisch ist zu denken an

Darm	**Symbioselenkung** **Nasturtium Mercurio cultum D2** Dil. WELEDA **Aquilinum comp.** WALA	Stärkung geschwächter Organbereiche
Magen, Leber, Galle, Pancreas	**Gentiana comp.** WALA **Cichorium Stanno cultum D2** WELEDA **Hepar/Stannum D4/10** WALA **Agropyron comp.** WALA	
Milz, Niere	**Lien comp.** WALA **Kupfersalben**-Organeinreibung	

Auch diese Mittel sollten gezielt - z. B. als Vor- oder Zwischenbehandlung - gegeben werden.

Reiner Sollfrank

Amalgam
Empfehlungen zur Sanierung

Inhalt

Einleitung

Im zunehmenden Maße werden wir heute mit Abgasen, Elektrosmog, Wohnraumgiften, landwirtschaftlichen Spritzmitteln etc. und zahnmedizinischen Fremdmaterialien als selbstverschuldete Folgen unseres materiellen Wohlstands konfrontiert. Zusammen mit einer Vielzahl weiterer hinzukommender Störfaktoren belasten diese In- und Umweltgifte zunehmend die Funktionsfähigkeit unseres mesenchymalen Grundsystems[14]. Als Therapeuten stoßen wir spätestens dann auf diese umweltmedizinische Problematik, wenn uns Erklärungsmöglichkeiten für die oft uncharakteristische, individuell ausgeprägte Beschwerdesymptomatik fehlen und bewährte Therapieschemata versagen. Aus diesem Grund sind wir heute zunehmend gefordert, auch an diese Krankheitsursachen zu denken, um geeignete Maßnahmen zu Präven-

---

1) - 16), Literaturhinweise siehe am Schluß des Kapitels

tion, Diagnostik und Therapie einzuleiten. Exemplarisch sei im folgenden die Amalgamproblematik aufgrund ihrer Häufigkeit und Praxisrelevanz herausgegriffen.

Amalgamproblematik

Amalgam ist ein zahnärztlicher Werkstoff, der neben den Metallen Kupfer, Zinn und Silber (und anderen Metallen in kleinen Mengen) bis zu 53% Quecksilber enthält, das als übergeordneter Störfaktor vor allem das Immunsystem, das Endokrinium und das Nerven-Sinnes-System belastet. Es lagert sich vor allem in Zähnen, Kieferknochen, Darm, Leber, Niere und Gehirn ein.

Die Anfänge der Verwendung von Amalgam für dauerhafte Zahnfüllungen reichen bis in das Jahr 1826 zurück, und seit dieser Zeit wechseln sich Verbote und Wiederzulassungen in regelmässigen Zeitabständen ab. Dennoch fand Amalgam aufgrund seines geringen Preises und der leichten Handhabbarkeit (flüssiger Zustand des Quecksilbers bei Raumtemperatur und gute Amalgamierfähigkeit mit anderen Metallen) weltweite Verbreitung, so daß die Zahl amalgamgeschädigter Menschen ständig steigt. Obwohl die öffentliche Meinung, nicht zuletzt aus finanziellen Gründen, zugunsten von Amalgam gelenkt wird, besteht heute an der Freisetzung von Quecksilber aus Amalgamfüllungen und dessen Speicherung in menschlichen Organen kein Zweifel mehr[4,5].

Obwohl es trotz der etwa 150jährigen Anwendungsdauer und der weltweiten Verbreitung des "Arzneimittels" Amalgam bislang noch keine verläßlichen Aussagen zur Toxizität am Menschen geben soll, werden die Indikationen für Amalgam von behördlicher Seite ständig eingeschränkt[1]. Es wird empfohlen, bei Frauen im gebärfähigen Alter, bei Schwangeren, bei Kleinkindern, bei Menschen mit deutlich eingeschränkter

Nierenfunktion usw. auf Amalgam zu verzichten. Im Rahmen des "sanften Ausstiegs" sollte Amalgam auch in unmittelbarer Nähe von andersmetallhaltigen Kronen, Prothesen und Füllungen sowie zum Aufbau von Zahnstümpfen etc. nicht mehr verwendet werden. Lediglich bei Füllungen im Seitenzahnbereich mit Kauflächenbeteiligung beim gesunden Erwachsenen sei es noch indiziert!

Prinzipiell kann Amalgam auf zwei verschiedenen Wegen das Immun- und Nervensystem belasten:

Zwei Hauptschädlichkeiten des Amalgams

1. Durch mengenmäßige Kumulation im Sinne einer *Intoxikation*, wobei hier die Art (ältere Amalgamfüllungen geben meist mehr Quecksilber ab), Anzahl und Größe der Füllungen sowie deren Verweildauer in der Mundhöhle ausschlaggebend für das Ausmaß der Belastung sind. Je länger und stärker eine Amalgambelastung besteht, desto größer ist bei entsprechender Diathese die Wahrscheinlichkeit der Ausbildung einer zusätzlichen Allergie auf Amalgam bzw. auf Amalgambestandteile.

2. Durch *Allergisierung* (meist Typ IV), wobei hier Spuren von Amalgam genügen, um einen chronischen Reizzustand in der Mundhöhle und im gesamten Vegetativum aufrecht zu erhalten.

Aus den genannten Gründen kommen Amalgamvergiftung und -allergie häufig gemeinsam vor, was jedoch nicht in jedem einzelnen Fall so sein muß. Erstaunlicherweise ist die oft uncharakteristische, individuell gefärbte Symptomatik in beiden Fällen häufig sehr ähnlich und nicht nur auf Lokalsymptome in der Mundhöhle beschränkt. Je nach individueller Krankheitsdisposition haben sich folgende "Leitsymptome" herauskristallisiert:

"Leitsymtome"

Irritationen der Mundschleimhaut, Metallgeschmack, Störungen des Speichelflusses, Magen-/Darmbeschwerden (z. B.

61

chronisch rezidivierende Durchfälle), Haarausfall, Muskel- und Gelenkbeschwerden, unerfüllter Kinderwunsch, Kopfschmerzen, Seh- und Hörstörungen, Schwindel, Zittern, Ameisenlaufen, Lähmungen, Konzentrations- und Gedächtnisstörungen, Stimmungslabilität mit unvermitteltem Wechsel von Niedergeschlagenheit und Reizbarkeit usw. (Vergleiche die homöopathischen Arzneimittelbilder von *Argentum metallicum, Cuprum metallicum, Stannum metallicum, und Mercurius!*)

Des weiteren ist eine Amalgambelastung neben anderen Störfaktoren ein wesentlicher Auslöser von chronischen Erkrankungen des Abwehrsystems wie z. B. allgemeine Infektanfälligkeit, chronisch rezidivierende Pilz- und Viruserkrankungen, Allergien und Autoimmunerkrankungen wie beispielsweise Multiple Sklerose, Autoimmunthyreoiditis, Colitis ulcerosa/Morbus Crohn, chronisch entzündliche rheumatische Erkrankungen etc.

Nachweis einer Quecksilbervergiftung

Stuhltest

Da die Anamnese aufgrund des chronisch schleichenden Vergiftungsverlaufes meist unergiebig ist, bietet sich als nächster diagnostischer Schritt die Untersuchung von Nativstuhl auf Quecksilber an, wie sie beispielsweise seit längerem vom Labor Schiwara et alt. in 28353 Bremen, Haferwende 12 durchgeführt wird.

DMPS-Test

Genauer, im Sinne eines "toxikologischen Vergrößerungsglases" ist der DMPS-Test, der vor oder unmittelbar nach einer geplanten Amalgamsanierung durchgeführt werden sollte. Es wird dabei Morgenurin (Urin I) auf Zink untersucht, danach beim erwachsenen Patienten eine Ampulle des Chelatbildners DMPS (Dimercaptopropansulfonsäure, Fa. Heyl) langsam i.v. injiziert und nach 45 Minuten Urin II gesammelt, der auf Kupfer und Quecksilber und ggf. andere Schwermetalle - je nach individueller Exposition und Erkrankung - untersucht wird. Zwischen Injektion und Urin II sollte der Patient ein Glas Mineralwasser bzw. Tee zu sich nehmen. Weiterhin wird der übernächste Stuhl nach DMPS-Injektion gesammelt und auf Quecksilber untersucht. Die Quecksilberwerte sollten 50µg/g Kreatinin im Urin und 10 µg/kg Stuhl nicht überschreiten.

In einigen Fällen wird bereits unmittelbar nach dieser Injektion für einen begrenzten Zeitraum ein erleichterndes, wohltuendes Gefühl empfunden, so, als ob "ein Nebel verschwindet" und "Kopf und Füße leichter würden"; seltener wird dies als "Gliederschmerzen" angegeben. Sehr häufig verändern sich auch Parästhesien und Paresen bei MS-Patienten nach der Injektion!

Je nach der Schwere der Symptomatik und Höhe der Quecksilberwerte in Urin und Stuhl nach DMPS-Provokation kann die individuelle Entgiftungsbehandlung geplant werden. Bei der Auswahl der dabei in Frage kommenden Heilmittel sollte auch die Tatsache berücksichtigt werden, daß manche Patienten vermehrt Quecksilber über den Urin, andere wiederum über den Stuhl ausscheiden.

Als Nebenwirkung kann es, vor allem bei allergisch disponierten Ekzempatienten, in seltenen Fällen zu flüchtigen Hautreaktionen nach der i.v. Injektion von DMPS kommen. Bei wiederholten Injektionen kann bei dieser Patientengruppe eine Allergisierung gegen den schwefelhaltigen Wirkstoff auftreten.

Nebenwirkungen und Gegenanzeigen von DMPS

In Schwangerschaft, Stillzeit sowie bei akuten Infekten sollte der DMPS-Test nicht durchgeführt werden.

Anstatt des DMPS-Tests kommt bei Kindern mit mütterlicher Amalgambelastung[5] bzw. eigenen Füllungen in den Milchzähnen z. B. bei therapieresistenten Allergien der DMSA-Test in Frage, wobei 10mg/kg DMSA (Dimercapto-Bernsteinsäure, Fa. Fluca, Neu-Ulm) als Kapseln nüchtern

DMSA-Test

eingenommen werden; danach sollte 2 Stunden nicht gegessen werden. Der dritte Stuhl nach Einnahme wird anschließend gesammelt und auf Quecksilber untersucht, wobei 10 µg/kg Stuhl nicht überschritten werden sollten. Da das im Vergleich zu DMPS weniger toxische DMSA in seltenen Fällen bei oraler Einnahme zu gastrointestinalen Nebenwirkungen wie Übelkeit, Magendrücken etc. führen kann, sollte es nicht bei akut entzündlichen Darmerkrankungen eingesetzt werden. Weiterhin kann es bei MS-Patienten einen akuten Schub auslösen, so daß es hier ebenfalls kontraindiziert ist.

Nebenwirkungen, Risiken

Da bei beiden Tests Schwermetalle freigesetzt werden, sollte durch erhöhte Trinkmenge und Stuhlregulierung deren Elimination aus dem Körper gefördert werden.

"Kaugummi-Test"

In diagnostisch unklaren Fällen kann noch zusätzlich der "Kaugummi-Test" als reiner "Abriebtest" durchgeführt werden, wobei Quecksilber und ggf. Zinn und Silber im Speichel vor und nach Provokation durch 10minütiges Kaugummikauen bestimmt werden. Leider gibt es für den Kaugummi-Test bislang noch keine eindeutigen Grenzwerte.

Nachweis einer Amalgamallergie

Eine mögliche Allergie auf Amalgam, Amalgambestandteile und Ersatzmaterialien kann zum einen mit dem herkömmlichen Standard-Hauttest (Epikutantest), zum anderen mit dem Lymphozytentransformationstest (LTT) per Blutentnahme festgestellt werden.

Epikutan-Test

Bei ersterem sollten nach Möglichkeit Testpflaster von verschiedenen Firmen (z. B. Hal und Hermal) sowie zusätzlich aufbereitetes patienteneigenes Amalgam auf testfähige Haut aufgeklebt werden, um die diagnostische Treffsicherheit zu erhöhen. Neben sämtlichen Amalgamlegierungsmetallen, verschiedenen Amalgamarten (Kupfer-, Silber-, gamma-2-haltiges,

64

gamma-2-freies, patienteneigenes Amalgam ...) sollte auch die allergologische Leitsubstanz für die Amalgamallergie "Quecksilberamidochlorid" mitgetestet werden. Die Hautreaktionen sollten am zweiten und dritten Tag nach Aufkleben sowie nach Möglichkeit eine Woche danach abgelesen und attestiert werden. Die Auswertung erfordert Erfahrung, um toxische von allergischen Hautreaktionen unterscheiden zu können!

Beim Lymphozytentransformationstest (Medizinisch-Immunologische Laboratorien, Mitterer Str. 3, 80336 München) werden Typ IV-Allergien auf Zahnmetalle und andere Zahnersatzstoffe per Blut diagnostiziert.

Lymphozyten-transformations-test (LTT)

Die Übereinstimmungsrate zwischen Epikutantest und Lymphozytentransformationstest (LTT) betrug in einer Kurzauflistung von Frau Stejskal, Stockholm bezüglich Quecksilber 80%, bezüglich aller derzeit testbaren Zahnmetalle laut mündlicher Aussage Dr. Noppeney, Bayreuth etwa 60%, wobei dem LTT eine um 30% erhöhte Empfindlichkeit bescheinigt wird.

Neben den im Vordergrund stehenden lokalen Symptomen im Mund- und Gesichtsbereich (Entzündungen von Zahnfleisch und Mundschleimhaut, z. B. Stomatitis aphthosa, Zungenbrennen, Metallgeschmack, Mundwinkelrhagaden, Mundtrockenheit..., Lichen ruber planus) sollte unter anderem bei therapieresistenten Ekzemen (z. B. Kontaktekzemen der Hände), bei generalisierter Urtikaria sowie allgemein allergischer Diathese an Allergien durch zahnmedizinische Werkstoffe gedacht werden! Molitor und Leonhardt unternahmen in einem lesenswerten Beitrag[12] den Versuch, den umfassenden Symptomenkatalog in Major- und Minorsymptome einzuteilen. Von den 250 Patienten, bei denen der Verdacht auf Allergien gegen zahnärztliche Materialien geäußert wurde, lag in dieser Studie bei 35,8% eine Allergie

Vielfalt der Symptome der Amalgamallergie

gegen Kupfersulfat vor, bei 26,4% gegen Amalgam, bei 22,8% gegen Quecksilber und bei 17,1% gegen Quecksilberamido-chlorid!

Planung der Amalgamsanierung

Interdisziplinäre Zusammen-arbeit und ganzheitliche Zahnheilkunde

Vor der Entfernung der Amalgamfüllungen (einschließlich Unterfüllungen!) sollte von einem ganzheitlich arbeitenden Zahnarzt durch eingehende Untersuchung, Röntgenauf-nahme, Messung der Mundströme und nach Möglichkeit funktionsdiagnostischen Austestungen (z. B. Elektroaku-punktur nach Voll) festgestellt werden, ob im Zuge der Amalgamsanierung z. B. avitale Zähne (z. B. wurzelgefüllte Zähne), auf Eiter sitzende Zähne, impaktierte Weißheitszähne, Restostitiden, Metalldepots im Kiefer etc. mitzubehandeln bzw. zu entfernen sind; wobei die Wechselbeziehungen der Zähne zu den übrigen Organsystemen (siehe Schema Dr. Kramer[10]) mit zu berücksichtigen sind. Weiterhin sollten soge-nannte "Mundbatterien", d. h. elektrische Spannungen, bedingt durch verschiedene Metallegierungen im Mund, sowie Kiefergelenksfehlstellungen festgestellt und berücksich-tigt werden. Das Ausmaß des zahnmedizinischen Eingriffs wird jeweils gegen den Schweregrad der individuellen Symptomatik im Einzelfall abgewogen werden müssen!

Amalgamentfernung

Vorsichts-maßnahmen

Die Entfernung von Amalgamfüllungen sollte je nach Allgemeinzustand des Patienten quadrantenweise vorgenom-men werden mit einem Mindestzeitabstand von jeweils 8 Tagen. Um die durch das Ausbohren zusätzlich entstehende Schwermetallbelastung möglichst gering zu halten, sollten die übrigen Zähne mit Kofferdam (Gummischlitztuch) abge-deckt werden, auf eine gut funktionierende Absaugung und Frischluftzufuhr, ggf. auch Sauerstoffgabe zur Schonung der

Nasenschleimhäute, sollte ebenfalls großer Wert gelegt werden. Um nicht zuviel Amalgamdämpfe aufzuwirbeln, sollte Amalgam nicht mit der schnell drehenden Turbine, sondern z. B. mit einem Hartmetallbohrer mittlerer Tourenzahl entfernt werden. Freiwerdende Amalgampartikel im Magen-Darm-Trakt können durch Trinken von je 0,5l möglichst unerhitzter Milch (z. B. Vorzugsmilch) inaktiviert werden. Bei besonders starker Belastung kann zusätzlich vor dem Ausbohren eine Kapsel DMPS (Dimaval, Fa. Heyl) nüchtern eingenommen werden, unmittelbar nach der zahnärztlichen Behandlung können 40ml (4 Ampullen à 10 ml einer 10%igen Natriumthiosulfat-Lösung, Firma Dr. Köhler-Chemie, 64665 Alsbach) gegurgelt und getrunken werden.

Je nach Stärke der Quecksilberbelastung und praktischen Durchführbarkeit sollten anschließend für mindestens 6 Monate Zwischenfüllungen mit verträglichem Zahnzement gelegt und diese Zeit sowohl für die Entgiftung und Ausleitung als auch für die Auswahl verträglicher Zahnmaterialien und Hilfsstoffe genutzt werden. Für die Austestung individuell verträglicher zahnärztlicher Werkstoffe stehen neben dem allergologischen Epikutan- und Lymphozytentransformationstest verschiedene diagnostische Regulationsverfahren wie Elektroakupunktur nach Voll (EAV), Bioresonanztherapie (Bicom), DRT (Diagnostische Resonanztherapie nach Ochsenreither), Biotensor, Birch-Verfahren, RAC (Pulsreflexdiagnostik nach Nogier), REDEM (Resistor-Differenz-Enkoder-Meßanalytik), kinesiologische Tests etc. zur Verfügung, deren Validität und gegenseitige Vergleichbarkeit noch genauer zu untersuchen wären.

Verträgliche Zwischenfüllungen und Ausleitung

Sorgfältige Auswahl zahnärztlicher Werkstoffe

Sensitive Patienten könnten zudem versuchen, die in Frage kommenden Legierungen als Gußplättchen in die Hand und in den Mund zu nehmen, um Unverträglichkeitsreaktionen evtl. zu erspüren. In aller Regel wird man sich langfristig in Absprache mit dem behandelnden Zahnarzt meist für palladiumfreie, hochkarätige Gelbgoldlegierungen entscheiden, die nicht eingeklebt, sondern nach der herkömmlichen Methode z. B. mit Harvard Cement befestigt werden. Die Unverträglichkeit bestimmter Goldlegierungen ist dabei meist nicht im Gold selbst, sondern in den zusätzlichen Legierungsmetallen wie z. B. Platin und Palladium begründet. Eine Ausnahme bilden hier häufig Menschen mit homöopathischer "Aurum-Konstitution", die auch Gold im Zahnbereich häufig nicht tolerieren! Um Goldlegierungen für Keramikmassen aufbrennbar zu machen, muß der Schmelzpunkt erhöht werden, was häufig durch Zugabe von verschiedenen Sondermetallen wie z. B. Indium und Iridium erreicht wird, wobei die biologische Verträglichkeit dieser Legierungen weiter abnimmt. Welche Langzeitfolgen Sondermetalle aufwerfen werden, bleibt abzuwarten!

Zahnsanierung
aus einem Guß

Ebenso wichtig ist die anschließende vertrauensvolle Zusammenarbeit des Zahnarztes mit seinem Dentallabor, wobei unter anderem auf nachträgliche Ausbesserungsarbeiten am Werkstück, auf die Wiederverwendung eingeschmolzener Gußkegel für Kronen etc. nach Möglichkeit verzichtet werden sollte. Soweit als möglich sollte die Zahnsanierung aus einem "Guß" der verträglichen Hochgoldlegierung erfolgen.

Entgiftungs- und Ausleitungsbehandlung

Nach der Entfernung sämtlicher Amalgamfüllungen kann bei starker Amalgambelastung nach Ausschluß eines Zinkmangels (siehe Urin I) und entsprechender Allergien DMPS bzw. DMSA eingesetzt werden, wobei Art und Häufigkeit der Anwendungen von der individuellen Symptomatik und der Höhe der Vergiftungen abhängen. Nach Daunderer soll das begrenzt liquorgängige DMSA dabei nur ein Viertel der Toxizität von DMPS besitzen, als Kapsel (zu 100 oder 200 mg)

Quecksilber zu 70% über den Stuhl ausscheiden und das Gehirn etwa viermal stärker als DMPS entgiften. Es soll im Gegensatz zu DMPS fast nie zu Hautallergien führen. Wie bereits erwähnt, sollte DMSA bei MS-Patienten nicht verwendet werden. Die Dosierung bei der Intervall-Therapie beträgt laut Daunderer[2] 3-5mg/kg Köpergewicht; die Häufigkeit der Gaben und die Therapiedauer sind individuell festzulegen. DMPS kann zur Entgiftung sowohl als i. m. Injektion als auch peroral als Dimaval zum Einsatz kommen, wobei die Häufigkeit der DMPS-Gaben in Abhängigkeit von den Quecksilberwerten im Urin II nach Daunderer meines Erachtens allenfalls für extreme Vergiftungssituationen zeitlich begrenzt Gültigkeit findet*. Durch eine individuell ausgewählte Zusatztherapie läßt sich die Häufigkeit der DMPS-Gaben noch weiter senken und in leichteren Fällen ggf. dadurch ersetzen.

Ebenso wichtig wie die Mobilisierung und Bindung von Metallen durch DMPS in der Reihenfolge Zink, Kupfer, Arsen, Quecksilber, Blei, Zinn und andere ist die Ausleitung dieser zirkulierenden Chelatkomplexe aus dem Organismus durch Anregung natürlicher Ausscheidungsvorgänge über Stuhl, Urin und Schweiß. Erniedrigte Zinkspiegel (ersichtlich im Urin I) als Folge eines chronischen Mehrverbrauchs bei Schwermetallbelastung bzw. als Nebenwirkung der Chelatbildner sollten ebenso wie erniedrigte Selen-,Vitamin A-, -C- und -E-Spiegel kurzfristig mit einschlägigen Fertigpräparaten substituiert werden, langfristig durch eine vollwertige, naturbelassene Ernährung möglichst aus biologisch-dynamischem Anbau.

Ausleitung über natürliche Wege

---

*) M. Daunderer empfiehlt einen therapeutischen Einsatz von DMPS in Abhängigkeit vom Urin-Quecksilberwert c_{Hg}, und zwar bei $50 \mu g/g$ Kreatinin $< c_{Hg} < 100 \mu g/g$ Kreatinin alle 2 Wochen 1 Tbl. Dimaval, bei $100 \mu g/g < c_{Hg} < 500 \mu g/g$ alle 3 Monate eine i.m. Injektion und bei $c_{Hg} > 500 \mu g/g$ Kreatinin alle 6 Wochen eine i.m. Injektion

Weiterhin gehört der Ausgleich einer meist latenten Gewebs-
azidose und gegebenenfalls die Rhythmisierung einer Säure-
Basen-Regulationsstarre als "Fußabdruck" einer überstarken
Tätigkeit des Astralleibes zum unverzichtbaren Bestandteil
jeder Amalgamentfernung und -ausleitung, da ein saures
Milieu dem Organismus lebenswichtige Mineralsstoffe wie z.
B. Kalium, Kalzium, Magnesium etc. entzieht, wodurch unter
anderem die Entstehung von Karies und freien Radikalen
begünstigt wird. Nach einer groben Abschätzung der Schwere
des Mineralstoffmangels, z. B. mittels Spektrometrischer Voll-
blutanalyse, der Azidose mit Urin-pH-Tagesprofilen und Bestimmung der Basenpufferkapazität nach Jörgensen oder
Sander (Laboratorium für Spektralanalytische und Biologische Untersuchungen Dr. Bayer GmbH und Co., Bopser-
waldstr. 26, D-70184 Stuttgart) können zunächst schnell wirksame mineralische Fertigpräparate wie z. B. Bullrich's Vital,
Neukönigsförder Mineraltabletten etc. therapeutisch eingesetzt werden. Längerfristig geht an Entspannungsmöglichkei-
ten, beispielsweise durch Eurythmie, ausreichend körperlicher Bewegung und einer bereits erwähnten basenüberschüs-
sigen Vollwertkost, die arm an tierischen Eiweißen ist, kein
Weg vorbei.

Zur Entlastung der Schwermetalle ausscheidenden Organe
Leber und Darm sollten Alkohol (vor allem am Abend!) und
leberschädigende, allopathische Medikamente nach Möglichkeit gemieden werden, auf geregelte Essenszeiten, gründliches
Kauen, ein kurzes Verdauungsschläfchen nach der Haupt-
mahlzeit mittags mit Wärmepackung (Wärmflasche oder
feucht-heißer Schafgarbenwickel) auf die Lebergegend sowie
ein frühes und leichtes Abendessen sollte geachtet werden.

Medikamentös kann die Ausscheidungstätigkeit über
Leber, Galle und Darm durch Bittermittel wie z. B. **Enzian-
Magentonikum** (WALA; insbesondere bei gleichzeitiger
Darmkandidose!) bzw. **Chelidonium/Berberis comp.**, **Kapseln**

(Fa. WALA) angeregt werden, in schwierigen Fällen zusätzlich durch die WALA-Heilmittel-Komposition **Hepar/Stannum D4/10** und die Organpotenzreihe **Colon Gl D5 - D30** in ansteigender Potenzierung. Zur Stimulation des darmassoziierten Lymphsystems und zum Ausgleich einer Darmdysbiose kommt zusätzlich neben einer grundlegenden Ernährungstherapie eine "Symbiosetherapie" des Darmes in Frage.

Es ist weiterhin anzunehmen, dass feinpulverisierte Tonerden (z. B. Luvos Heilerde, Colina spezial etc.) bzw. pulverisierte Extrakte der einzelligen Süßwasseralge Chlorella pyrenoidosa (Bio DeTox, Chlorella pur) in der Lage sind Schwermetalle im Darm zusätzlich abzubinden und zur Ausscheidung zu bringen. Die Ausscheidungstätigkeit der amalgambelasteten Nieren kann neben einer ausreichenden Trinkmenge (Nierentees mit Birkenblättern, Brennesselblättern, Ackerschachtelhalm etc.) mit dem WALA-**Nierentonikum** (Betula/Juniperus, Extractum saccharatum) angeregt werden, zusätzlich auch durch Einzelmittel wie **Equisetum ex herba D3-D30** und das Organpräparat **Renes Gl** (WALA), beispielsweise als Organ-Potenzreihe in ebenfalls ansteigender Potenzierung. Renes Gl ist auch Bestandteil des allgemeinen Mesenchymreaktivierungsheilmittels **Lien comp.** (WALA).

Anregung der Nierentätigkeit

Zur Entgiftung über die Haut empfehlen sich neben Sauna und Schwitzpackungen regelmäßige Vollbäder mit Zusatz von **Equisetum-Essenz** (WALA).

Die Haut als Ausscheidungsorgan

Zusätzliche Störfaktoren wie Rauchen, übermäßiger körperlicher und seelischer Streß, Alkohol usw. sollten in dieser Zeit vermieden werden.

Der Erfolg dieser Entgiftungsbehandlung sollte 1 Jahr nach der Amalgamentfernung wieder mittels DMPS-Test kontrolliert werden, wobei sich erfahrungsgemäß Normwerte für Quecksilber im Urin und zeitlich verzögert auch im Stuhl darstellen.

Neben dem "materiellen" Entgiftungsaspekt sollte nicht vergessen werden, daß Amalgam auch einen "immateriellen Abdruck" im Vegetativen als Regulationsstörung im Sinne einer unfreiwilligen homöopathischen Arzneimittelprüfung hinterläßt, der mit individuell gewählten potenzierten Heilmitteln ausgeglichen werden kann. Hier kommt vor allem **Silberamalgam** (ggf. bei älteren Füllungen auch Kupferamalgam) oder das "modernere" **Non-gamma-2-Amalgam** (z. B. **Silberamalgam ZW21** von Staufen-Pharma) als subkutane Injektion in ansteigender Potenzierung in Frage, aber auch die einzelnen Legierungsmetalle **Cuprum metallicum, Stannum metallicum,** oder **Mercurius solubilis**, je nach vorherrschender Symptomatik.

Therapie mit
potenzierten
Substanzen

Unter der Rubrik "Quecksilber, - Folgen des Mißbrauchs" finden sich im Kentschen Repertorium weiterhin eine Vielzahl homöopathischer Arzneien, wie **Hepar sulfuris, Sulfur** usw., an die man je nach Beschwerdebild ebenfalls denken sollte.

Konstitutions-
therapie

Falls es auf "personotroper Ebene" gelingt, das homöopathische Konstitutionsmittel eines amalgamgeschädigten Patienten herauszufinden, kann man häufig feststellen, daß nach dessen Gabe ein Großteil der Symptome verschwindet und "kleinere Mittel" häufig überflüssig werden. Diese Beobachtung deckt sich auch mit den Erfahrungen der Elektroakupunktur[12], wonach bei Gabe des Konstitutionsmittels in der geeigneten Potenz plötzlich eine Vielzahl von Meßpunkten ausgeglichen werden.

Zusammenfassung

Bei der Darstellung der praktischen Gesichtspunkte zur Amalgamsanierung sollte nicht vergessen werden, daß die eigentliche Ursache dieser Problematik vor allem in der Fehl- und Mangelernährung des Menschen liegt und kariöse Zähne in der Folge eine symptomatische, "prothetische Palliativmaßnahme", beispielsweise durch die Metallegierung

Amalgam erst erforderlich machen. Aus diesem Grunde sollte die *Prophylaxe von Karies* (und anderen "Zivilisationskrankheiten") zum Beispiel in Form von Ernährungsberatungen, Kochkursen, Anleitung zur Mundhygiene etc. bereits frühzeitig in den Vordergrund rücken, denn "gesunde" Zahnersatzstoffe wird es nie geben!

Dem auf seine Amalgamvergiftung *fixierten* Patienten die oben genannten Zusammenhänge von Fehlernährung - Störung der Mundflora - Ausbildung von Karies usw. nahezubringen, ist trotz aller Schwierigkeit wichtig, um seinen Horizont wieder zu weiten. Diesen durch zahllose Arztbesuche enttäuschten, verhärmten und oft sehr fordernden Patienten, der häufig genug am Ende seiner "Patientenlaufbahn" als Simulant abgestempelt wird, ernst zu nehmen und seine Aufmerksamkeit von sich selbst wieder auf die Aussenwelt und die Mitmenschen zu richten, ist eine wichtige Aufgabe ärztlicher Begleitung. Dabei kann insbesondere künstlerische Therapie, z. B. Malen, sehr hilfreich sein!

Oft genug werden auch bisher unverstandene *psychosomatische Probleme* mit sichtlicher Erleichterung an der Diagnose "Amalgamvergiftung" festgemacht und die Frage, ob primär psychosomatische Beschwerden vorliegen, oder ob Körper und Seele erst sekundär durch die Amalgamvergiftung verändert wurden, bleibt oft ohne Antwort!

In selbstkritischer Weise sollte sich der Therapeut stets vor Augen halten, dass die Amalgambelastung nur *ein* Störfaktor von vielen ist, der das mesenchymale Grundsystem belastet und das "Fass" zum Überlaufen bringt. Gerade der Therapeut, der sich mit immer neuen, vom Menschen gemachten Umweltgiften als Schattenseite unseres materiellen Wohlstands beschäftigt, sollte im positiven Sinne auf die Vermeidung der Ursachen hinwirken und als eigenes Gegengewicht die lebendige Begegnung mit Heilmitteln aus den Naturreichen suchen.

Literaturhinweise

1. BGA-Amalgamrichtlinien; zu beziehen vom Bundesgesundheitsamt Berlin, 14191 Berlin

2. Daunderer, M., "Handbuch der Amalgamvergiftung", ecomed

3. Daunderer, M., "Klinische Toxikologie in der Zahnheilkunde", ecomed.

4. Drasch, G., Schupp, I., Riedl, G., Günther, G., "Einfluß von Amalgamfüllungen auf die Quecksilberkonzentration in menschlichen Organen", Deutsche Zahnärztliche Zeitschrift 8/1992.

5. Drasch, G., Schupp, I., Höfl, H., Reinke, R., Roider, G., "Mercury burden of human fetal and infant tissues", Eur J Pediatr (1994)153: 607-610.

6. Hamre, H. J., "Die Amalgamfrage", Der Merkurstab 3/1994.

7. Kramer, F., "Gesundheitsstörungen durch Amalgam und Mundbatterien", Kurzschrift, erhältlich bei Dr. F. Kramer, Ostendstr. 161, 90482 Nürnberg.

8. Kramer, F., "Therapie-Hinweise bei Unverträglichkeit von Silberamalgam", erhältlich s.o.

9. Kramer, F., "Über die Bedeutung von Zusammensetzung und Verarbeitung zahnärztlicher Metalle für deren Verträglichkeit", erhältlich s.o.

10. Kramer, F., "Wechselbeziehungen zwischen Zahn-Mund-Kiefer-Gebiet und dem übrigen Organismus", erhältlich s.o.

11. Medizinisch-Immunologische Laboratorien, Mitterer Str. 3/Umweltmedizinisches Labor München, Goethestr. 8, 80336 München: "Quecksilber, Gold, Palladium - Intoxikation, Allergie, Unverträglichkeit".

12. Molitor, S.J., Leonhardt, L., "Zahnärztliche Werkstoffe: Klinische Einordnung und Diagnostik aus allergologischer Sicht", Niedersächsisches Zahnärzteblatt 7/1993 (Korrespondenzadresse: Dr. S.J. Molitor/Dr. L. Leonhardt, Klinisches Institut für Allergien und Atemwegserkrankungen, Dietrichstr. 35b, 30159 Hannover).

13. Perger, F., "Unterschiedliche Entwicklungen der Schwermetallbelastungen (Pb, Cd, Hg) und ihre Therapie", Ärztezeitschrift für Naturheilverfahren 10/1987, 28. Jahrg.

14. Pischinger, A., "Das System der Grundregulation", Haug-Verlag.

15. Thomsen, J., "Odontogene Herde und Störfaktoren", Medizinisch Literarische Verlagsgesellschaft MBH, Uelzen 1985.

16. Thomsen, J., "Regulationstherapie nach Amalgamentfernung", Deutsche Zeitschrift für Biologische Zahnmedizin 7, 1 (1991).

Markus Sommer und Georg Soldner

Verletzungen und Verbrennungen

Inhalt

Verletzungen und Verbrennungen fordern uns therapeutisch in spezifischer Weise heraus. Zunächst überwiegen hier die äußeren Einflüsse deutlich gegenüber der individuellen Konstitution des Patienten; zum anderen kehrt eine recht begrenzte Anzahl typischer Situationen immer wieder. Dabei bewährt sich therapeutisch ein auf die jeweilige Situation abgestimmtes einheitliches Vorgehen, das schnell einsetzen und zuverlässig wirksam sein muß. In der Traumatologie leistet heute die Chirurgie einen wesentlichen, unentbehrlichen Beitrag; aber die Mehrzahl alltäglicher Verletzungen erfordert kein solches Eingreifen und dennoch eine wirksame Behandlung (z. B. Schmerzbehandlung, Förderung der Wundheilung, Prophylaxe von bleibenden Schäden, Therapie von Verletzungen des Nervensystems). Auf diesem Felde stehen allopathisch nur wenige wirksame Therapiemöglichkeiten zur Verfügung, die z. B. in der Schmerztherapie auch mit Nebenwirkungen belastet sein können. Demgegenüber können mit potenzierten Heilmitteln und Pflanzenauszügen oft erstaunliche und zuverlässige Therapieerfolge erzielt werden. Aber auch in der Begleitung chirurgischer Maßnahmen (Wundheilung, Frakturheilung etc.) ist eine wirksame Hilfe mit diesen Heilmitteln möglich. Da bei Verletzungen und Verbrennungen die Hilfe rasch und sicher erfolgen muß, setzt sie voraus, daß sich der Therapeut vor Eintreten der Situation einen Überblick der therapeutischen Möglichkeiten verschafft und die notwendigen Basismittel bereithält. Die Übersichtlichkeit der Therapie auf diesem Gebiet und die Beobachtbarkeit ihrer Wirksamkeit ermöglichen andererseits gerade auch demjenigen, der bisher keine Erfahrung mit den hier vorgestellten Heilmitteln hat, den Einstieg in die therapeutische Praxis.

I. Verletzungen

1. Prellungen und Hämatome

Eine häufige Folge stumpfer Verletzungen (bisweilen auch chirurgischer Eingriffe) ist das ausgedehnte oder unter Druck stehende Hämatom, das meist mit Schmerzen verbunden ist. Hier bewährt sich

innerlich: **Arnica e planta tota D6 Glob.** (WALA)

'Dosierung A'

zunächst halbstündlich 7 Glob. Mit Besserung der Symptome auf 3 x tgl. 7 Glob. zurückgehend. Max. 7 Tage.

Diese Dosierungsvorschrift, die für viele Mittel gilt, wird im folgenden kurz als 'Dosierung A' bezeichnet.

(Eine ausführliche Darstellung der Arnika finden Sie im Anhang dieses Kapitels.)

äußerlich: zunächst Umschlag mit **Arnika-Essenz** (z. B. WALA, WELEDA) ca. 1:20 verdünnt (1 Teelöffel auf 1/2 Tasse lauwarmes Wasser), anschließend **Arnika-Salbe** (WALA) messerrückendick auftragen. (Diese enthält neben Arnika noch Formica und Symphytum.)

Für unterwegs wurde anstelle der Essenz-Flasche eine praktische Alternative geschaffen: Das **Arnika-Wundtuch** (WALA), das direkt angewendet werden kann. Eine besondere Möglichkeit der Hämatombehandlung, die noch wenig bekannt, aber außerordentlich wirksam ist, bietet **Cuprum/Quarz comp. Ungt.** (WALA) (enthält 20% Kupferanteil), messerrückendick aufgetragen. Diese Salbe, die noch Rosmarin und Quarz beinhaltet, führt meist zu einer sehr raschen Resorption des Hämatoms und Abschwellung des verletzten Gewebes bei Anregung der Durchblutung. (Bei Hautläsionen sollte diese Salbe nicht eingesetzt werden, zumal es zu einem Gefühl von Brennen kommen kann.) (Siehe auch Darstellung des Präparates im Anhang dieses Kapitels).

Praktisch: Das Arnika-Wundtuch für unterwegs

2. Verletzungen von Knochen und Bändern

Bänderzerrungen und Gelenkkapseldehnungen bzw. -einrisse sind ein häufiges Geschehen. Diese können wir zunächst

Distorsionen

äußerlich: Mit **Arnika-Salbe 30%** (WELEDA) oder **Arnika-Salbe** (WALA), messerrückendick aufgetragen, und Ruhigstellung im Salbenverband behandeln. Die letztgenannte Salbe enthält neben Arnika auch Symphytum und Formica, was zur Gewebsregeneration beitragen kann. Für unterwegs eignet sich als Soforthilfe das **Arnika-Wundtuch** (WALA).

innerlich: Oft empfiehlt sich darüber hinaus eine innerliche Behandlung (akuter Schmerz, Ergußbildung; Beschleunigung der Heilung dieser an sich bradytrophen Gewebe). Diese Behandlung kann im allgemeinen begonnen werden mit **Arnica e planta tota D6 Globuli** (WALA) (Dosierung A).

Differenzierte innerliche Therapie

Wir können jetzt aber genauer differenzieren: Starke Schwellung, eher besser auf kühle Umschläge und Ruhe, stechende Schmerzen (z. B. Gelenkerguß)

- **Bryonia e radice D6 Glob.** (WALA) (Dosierung A) oder Dilution (WELEDA)
  oder
  Bryonia e radice D8 Amp. (WALA) als einmalige Injektion s. c. periartikulär

Wenig Schwellung, eher besser auf Wärme und in Ruhe, ziehende Schmerzen

- **Ruta ex herba D3 Amp.** s. c. periartikulär als einmalige Injektion oder auch als Trinkampulle 1-2 x tgl. per os.

Neben und nach diesen Heilmitteln, mit denen wir vor allem akute Schmerzzustände günstig beeinflussen können, bewährt sich in der Distorsionsbehandlung als Basismedikament

- **Symphytum comp.** (WALA) (Glob., Amp.) oral 2-3 x 10 Glob. tgl. oder periartikulär als s. c. Injektion 2 x wöchentlich bis 1 x tgl. je nach Symtomatik.

Darin sind gemeinsam potenziert:

- der Beinwell, Symphytum off., der vorwiegend die Regeneration bradytropher Gewebe und des Knochens anregt. Beinwell ist auch in der Arnika-Salbe (WALA) enthalten.

- Die Küchenzwiebel, Allium cepa, welche Abschwellung und Durchblutung fördert.

- Der Bergwohlverleih, Arnica montana, welcher bei von außen bewirkten Traumen schmerzstillend, heilungsanregend und bei Hämatomen resorptionsfördernd wirkt.

- Das Zinn, Stannum metallicum, welches eine Straffung des Bindegewebes bewirkt und den Flüssigkeitshaushalt von Bindegewebe, Knorpel und Gelenken reguliert, z. B. bei Ergußbildung.

In der Phase der Ausheilung kann hier als äußerliche Begleitbehandlung **Stannum metallicum** Ungt. 0,1% (WELEDA) empfohlen werden (abends erbsgroße Menge lokal einmassieren).

Bei stärkeren Verletzungen mit der Gefahr von Folgeschäden, z. B. am Knie-, Sprunggelenk, bei Meniskusschäden, kann die Therapie mit **Organpräparaten** intensiviert werden, z. B. **Articulatio genus Gl D8, Articulatio talocruralis Gl D8, Meniscus Gl D8 Amp.** (WALA):

Regenerationsfördernd: Organpräparate

als Mischspritze gemeinsam mit **Symphytum comp.** periartikulär s. c. injiziert oder auch als Trinkampulle 2 x wöchentlich per os gegeben. Es wird dadurch die Regeneration des Gewebes angeregt.

Aktives Überdehnen, Überlasten von Sehnen und Bändern, z. B. als Verhebetrauma der Wirbelsäule, Umknicken im Sprunggelenk etc. kann zu hartnäckigen Beschwerden mit ziehenden Schmerzen führen. Der Schmerz ist dann zu Beginn einer Bewegung besonders intensiv und nimmt im weiteren Bewegungsverlauf vorübergehend eher ab. Wärme wird als angenehm empfunden. Diese Situation erfordert bei stärkeren Schmerzen **Rhus toxicodendron e foliis D15 Amp.** (WALA) lokal s. c. oder i. c. gequaddelt. (Im Anhang zu diesem Kapitel finden Sie eine Darstellung der Wirksamkeit von Rhus tox.)

Verhebetrauma der Wirbelsäule

Bei Verhebetrauma der Wirbelsäule ist die Injektion von 1-2 Ampullen **Disci/Rhus tox. comp.** (WALA) paravertebral s. c. oder i. c. oft sehr rasch schmerzlindernd; äußerlich ergänzt **Rhus tox. e foliis 1% Ungt.** (WALA) die Therapie.

Bänderriß und Luxation

Für Bänderriß und Luxation gelten nach der entsprechenden chirurgischen Versorgung die gleichen therapeutischen Gesichtspunkte wie für die Distorsion. Gerade hier sei auf die Organpräparate hingewiesen!
Angemerkt sei, daß auch Bänderrisse heute zunehmend häufiger konservativ - z. B. unter Anwendung von Tape-Verbänden - behandelt werden, da die sensibel-propriozeptive Funktion der Bänder immer mehr Beachtung findet. Gerade diese kann durch das Operationstrauma im Einzelfall zusätzlich gefährdet werden. Eine funktionelle Übungsbehandlung in Form von guter Krankengymnastik kann von großer Bedeutung sein.

Frakturschmerz

Frakturen werden selbstverständlich primär chirurgisch versorgt. Aber schon der Frakturschmerz erfordert oft eine Erstversorgung, ehe die Ruhigstellung wirksam wird, durch die er keineswegs immer sofort behoben ist. Hierbei ist wirksam **Periosteum Gl D15 Amp.** (WALA) lokal s. c. oder als Trinkampulle oder gemeinsam mit **Symphytum comp. Amp.** (WALA) als Mischspritze s. c. injiziert bzw. mit **Symphytum comp. Glob.** (WALA) oral gegeben (Dosierung A).

Rippenfrakturen und -prellungen

Rippenfrakturen mit dem typischen atemabhängigen Thoraxschmerz und Rippenprellungen reagieren günstig, wenn man **Periosteum Gl D15 Amp.** (WALA) als Trinkampulle

oder lokal s. c. kombiniert mit **Bryonia e radice D6 Glob.** (Dosierung A) oder **Bryonia e radice D8 Amp.** (WALA) lokal s. c.
Hier ist als äußerliche Behandlung **Arnika-Salbe** (WALA) angezeigt.

Bei Frakturheilungsstörungen und Osteosynthesen, bei denen der Knochen bekanntlich zur Entkalkung neigt, empfiehlt sich eine innerliche Behandlung mit **Periosteum Gl D6 Amp.** (WALA) 2 x wöchentlich eine Trinkampulle, **Symphytum e radice D3** (WALA) 3 x 7 Globuli tgl. sowie **Apatit D6 Trit.** (WELEDA) 3 x 1 Messerspitze Pulver tgl., gemeinsam vor den Mahlzeiten.
Im Anfangsstadium mit Schmerz, Ödem und Überwärmung, in dem schulmedizinisch neben Calcitonin und Sympathikusblockade oder Sympatholytika gelegentlich auch Cortison gegeben wird, kann **Apis D30** zusammen mit **Sympathicus Gl D30**, später **D15** (WALA) hilfreich sein. Im Stadium II, in dem auch physikalische Therapie vermehrt zum Einsatz kommt, können Kupfer-Anwendungen hilfreich sein, z. B. als **Kupfer-Salbe, rot** (WALA) oder **Arnica comp./Cuprum** Öl (WELEDA). Ist es bereits im Stadium III zu Kontrakturen und Atrophie gekommen, so kann zumindest noch versucht werden, eine Besserung durch abwechselnde äußerliche Behandlung mit **Keloid-Gel** und **Echinacea/Viscum comp. Gelatum** sowie **Funiculus umbilicalis Gl D8** oder **D6** jeden 2. Tag s. c. oder täglich als Trinkampulle, zu erreichen. (Alle Präparate: WALA)
Intensiviert wird diese Behandlung durch die Injektion von **Symphytum e radice D2 Amp.** (WALA) lokal s. c. 2-3 x wöchentlich.
Bei Auftreten eines Morbus Sudeck kann die Heileurythmie oft einen wesentlichen Beitrag zur Reintegration der betroffenen Gliedmaße leisten.

3. Offene Wunden und Operationen

Die Wundbehandlung sollte sich grundsätzlich um eine gewisse Differenzierung bemühen. Generell ist auf entsprechende Tetanus-Prophylaxe zu achten.

Schnittwunden

- Glatte, saubere Schnittwunden werden in üblicher Weise äußerlich versorgt. Die Heilung wird bedeutend verbessert durch die Gabe von **Staphisagria e semine D12 Glob.** (WALA) 3 x tgl. 5 Glob. für max. 5 Tage.
(Eine ausführliche Darstellung von Delphinium staphisagria wird im Anhang zu diesem Kapitel gegeben.)

Operationen: Begleitbehandlung beschleunigt die Heilung!

- Bei Operationen - bei denen im Prinzip ähnliche Wundverhältnisse vorliegen - hat sich ebenfalls die Gabe von **Staphisagria** bewährt. Man gibt ab dem Operationstag bis 7 Tage danach täglich 2 x 5 Globuli, dazu **Arnica e planta tota D6** (WALA) 3 x 5 Glob. für denselben Zeitraum.

Insektenstiche

- Einfache Schürfwunden und Mückenstiche können mit **Wund- und Brandgel** (WALA) oder **Combudoron** Salbe (WELEDA) behandelt werden, welche einen luftdurchlässigen Film auf der Wunde bilden sowie Schmerz und Schwellung lindern .

Platzwunden

- Platzwunden werden in der Regel chirurgisch versorgt. Man kann hier innerlich **Arnica e planta tota D6 Glob.** (WALA) (Dosierung A) geben.

Calendula bei offenen Wunden

Ein schwieriges Gebiet stellen ausgedehnte Riß-Quetsch-Wunden, infizierte und schlecht durchblutete, unzureichend granulierende Wunden dar.
Äußerlich bewährt sich hier zunächst

Calendula-Essenz ca. 1:10 verdünnt mit lauwarmem Wasser in Form von Umschlägen (z. B. sterile Kompressen).

In schwierig gelagerten Fällen kann man zusätzlich **Calendula ex herba** D3 täglich 1 Ampulle s. c. oder oral geben. (Ausführliche Darstellung von Calendula bei der Behandlung von Wundheilungsstörungen s. Anhang S. 102)

Beginnt sich die Wunde zu schließen, folgt hierauf die **Mercurialis-Heilsalbe** (WALA). Auch diese enthält die Ringelblume, Calendula, welche die wichtigste Heilpflanze für Wundheilungsstörungen und Wundinfektionen ist.

Calendula regt die Granulation und Abwehrvorgänge an und beugt Infektionen vor, so daß nach der anfänglichen Wundreinigung auf zusätzliche Antiseptica weitgehend verzichtet werden kann, welche ja keinen die Wundheilung aktiv fördernden Effekt haben.

Mercurialis perennis, das Bingelkraut, bewährt sich in der Therapie eitriger Entzündungen. (S. auch ausführliche Darstellung von Mercurialis im Anhang dieses Kapitels.)
Die Küchenzwiebel schließlich, Allium cepa, ist der dritte Bestandteil von Mercurialis-Heilsalbe und fördert Abschwellung und Durchblutung der Wunde.

Diese äußeren Therapiemaßnahmen können durch eine innerliche Behandlung sehr wirksam ergänzt werden, was oft noch zu wenig berücksichtigt wird. Wann immer der Verdacht besteht, daß eine Wunde durch Infektion oder schlechte Durchblutung bzw. verzögert einsetzende Granulation nicht primär abheilt (z. B. auch bei alten Menschen, Diabetikern etc.), empfehlen wir die Gabe von **Calendula ex herba D3 Amp.** (WALA) als Trinkampulle, 1 x täglich. Diese Begleitbehandlung hat sich auch bei Wunden bewährt, die im Rahmen der Krebstherapie durch Bestrahlung (Strahlenulcus) entstanden sind und die bekanntlich besonders schlecht heilen.
Hier kann die zusätzliche Gabe von **Causticum D12** (WELEDA, Staufen-Pharma u. a.) 2 mal täglich 5 Globuli oder Tropfen sehr hilfreich sein.

Auch bei Bestrahlungsfolgen an der Haut

Der Wundschmerz stellt ein weiteres Problem dar. Periphere Extremitätenverletzungen oder gar eine Nagelbetteiterung neigen dazu, starke klopfende Schmerzen zu verursachen. Hier geben wir, wie generell bei diesem Schmerztyp, **Atropa belladonna ex herba D6 Glob.** (WALA) (Dosierung A). Bei starker hellroter Schwellung mit mehr stechenden Schmerzen im Wundbereich ist stattdessen **Apis ex animale Gl D20 Amp.** (WALA) als Trinkampulle angezeigt oder s. c. proximal (wundfern) in die entsprechende Extremität bzw. Körperregion injiziert.

Setzt eine deutliche Wundinfektion mit Schmerzen und Eiterung bzw. rötlich-bläulicher Verfärbung oder übelriechenden Absonderungen ein, so empfiehlt sich neben der entsprechenden äußerlichen Wundversorgung die Gabe von **Lachesis comp.** (WALA) entweder als **Globuli** (Dosierung A) oder - wirksamer noch - als s. c. **Injektion** (wie bei Apis beschrieben). Lachesis comp. stellt eine Potenzierung des Giftes der Buschmeisterschlange, Lachesis muta, dar. Dieses regt sehr stark die Granulocytenfunktion an und damit den Abbau von Infektionserregern. Gleichzeitig wirkt es einer Gewebsauflösung und -durchblutungsstörung entgegen. Es wird gemeinsam potenziert mit Kalkschwefelleber, Hepar sulfuris (ein durch Glühen von Austernschalen und Schwefel entstandenes Calciumpolysulfid; dieses lindert vor allem den Wundschmerz und aktiviert die Abwehrprozesse des lymphatischen Systems) sowie dem schon erwähnten Bingelkraut, Mercurialis perennis, und der Tollkirsche, Atropa belladonna, welche ebenfalls schmerzlindernd und durchblutungsregulierend wirkt.

Diese Heilmittelkomposition hat sich generell bei akuten Eiterungen und Abwehrschwäche bewährt; auf der Haut v. a. auch beim Ulcus cruris. Hier zeigt sich, daß gerade Lachesis auch eine zirkulationsfördernde Wirkung bei venöser Stauung hat. Auch beim infizierten Decubitus ist **Lachesis comp.** wirksam.

Droht sich nun die Infektion über die Wunde hinaus aus-zubreiten (beginnende Lymphangiitis), so kann zusätzlich **Argentum/Quarz** (WALA) s. c. in die entsprechende Region proximal der Wunde (entsprechenden Abstand einhalten!) injiziert werden.

In diesem Mittel sind Silber und Quarz in hoher Potenzie-rung (D20 bzw. D30) vereint. Es hat sich immer wieder gezeigt, daß mit diesem Mittel noch eine Wende erzielt wer-den kann, wenn die Abwehrreaktion des Organismus unzu-reichend ist und eine Generalisierung der Infektion droht. Selbstverständlich ist hier sorgfältig abzuwägen, wann auch einmal die Gabe von Antibiotika notwendig wird. Diese Über-legung gilt auch für die eitrige Lymphknotenentzündung (Lymphadenitis), die sich aus einer Wundinfektion entwickeln kann. Hier können wir **Apis/Belladonna cum Mercurio Glob.** (WALA) in Dosierung A oral geben oder - noch wirksa-mer dasselbe Präparat als **Amp.** s. c. lokal injizieren, gemein-sam mit **Nodi lymphatici Gl D15 Amp.** (WALA).
Zusätzlich sollten die betroffenen Lymphknoten 2 mal täg-lich mit **Mercurialis-Heilsalbe** (WALA) eingerieben werden.

Lymphangiitis
Lymphadenitis

Bißwunden müssen besonders sorgfältig chirurgisch ver-sorgt werden. Auf Tetanusprophylaxe ist zu achten. Innerlich geben wir **Apis/Belladonna cum Mercurio Glob.** (WALA) (Dosierung A). Dies kann ergänzt werden durch den poten-zierten Sumpfporst, Ledum palustre: **Ledum palustre D6** Dil. (WELEDA) (Dosierung A, Tropfen statt Globuli).

Bißwunden

Zeckenbisse können zu Infektionen mit verschiedenen Erregern führen. In Endemiegebieten (zu bestimmten Jahres-zeiten) können Virusinfektionen des Nervensystems (FSME) auftreten; dies ist relativ sehr selten der Fall. Es existiert eine Impfmöglichkeit, die nicht frei von Nebenwirkungen ist. Häufi-ger und überall anzutreffen ist eine Infektion mit Borrellia

Zeckenbisse

burgdorferi (Lyme disease), welche zu Erscheinungen der Haut und inneren Erkrankungen führen kann (Erythema chronicum migrans; lymphocytäre Choriomeningitis, Bannwarth-Syndrom, Arthritis etc.). Deshalb versuchen wir nach jedem Zeckenbiß die Infektionsabwehr anzuregen:

Apis/Belladonna cum Mercurio (WALA) 3 x 5-7 Glob. für 3 Tage. Lokal kann darüber hinaus **Wund- und Brandgel** (WALA) äußerlich angewandt werden.

Bei Auftreten eines *Erythema chronicum migrans* an der Haut, welches eine fortschreitende Borrellieninfektion anzeigt (wobei diesem nicht unbedingt Hauterscheinungen vorausgehen müssen), und bei allen inneren Borrelliosen ist dringend eine **antibiotische Behandlung** anzuraten. Dennoch empfiehlt sich zusätzlich beim Erythema chronicum migrans die Gabe von **Apis/Belladonna c. Mercurio** (WALA) 3 x 7 Glob. für 7 Tage, da die rein antibiotische Therapie nicht sicher das Fortschreiten der Erkrankung in bezug auf die inneren Organe zu verhindern vermag.
Echinacea/Quarz Ampullen (WALA), alle 2 Tage s. c., und die Nosode **Borrellia D12** (Staufen-Pharma), an 3 aufeinander folgenden Tagen 5 Globuli, können zusätzlich wesentlich sein.

II. Verbrennungen und ihre Folgen

Bei Verbrennungen und Verbrühungen ist das sofortige Einsetzen der Therapie entscheidend, sowohl hinsichtlich der Schmerzen wie der Folgeschäden, die entstehen können. Es ist immer wieder tief beeindruckend, welche Erfolge hierbei mit den nachstehend genannten Mitteln erreicht werden können, wenn sie unmittelbar zur Verfügung stehen! Dies gilt gerade für den Haushalt (**Brandessenz** griffbereit halten!). Aber auch unterwegs steht mit dem **Wund- und Brandgel** (WALA) eine praktische Alternative zur Verfügung.

Medikamente immer griffbereit halten

1. Sofortbehandlung

- **Brandessenz** (WALA) 1:10 - 1:20 mit zimmerwarmem Wasser verdünnen (nicht eiskalt!) und die betroffenen Hautstellen darin eintauchen oder Umschläge mit sauberen gebügelten Tüchern machen, die fortlaufend mit der verdünnten Brandessenz feucht gehalten werden. Die Therapie muß so lange fortgesetzt werden, bis auch nach Absetzen keine Schmerzen mehr auftreten.

- Steht Brandessenz nicht zur Verfügung, z.B. unterwegs, so kann man **Wund- und Brandgel** (WALA) dick auf die betroffene Haut auftragen. Es ist wichtig, das Gel mit zimmerwarmem Wasser feucht zu halten, durch anschließende Umschläge oder Benetzen der Brandwunde. Dauer der Behandlung wie oben.

Für unterwegs: Wund- und Brandgel

Bei Verbrennungen II. und III. Grades ist darüber hinaus sofort bei einsetzender Blasenbildung eine innere Mitbehandlung angezeigt. Hierzu eignen sich

Nicht nur äußerlich behandeln

Cantharis ex animale Gl D8 Amp. (WALA) oder **D6** Dilution (WELEDA) (1/2stündlich 5 Tropfen) und **Apis ex animale Gl D20 Amp.** (WALA) als Trinkampullen in einmaliger Gabe; evtl. auch mehrmals wiederholen.

Bei ausgedehnteren oder schwerwiegenderen Verbrennungen ist anschließend die entsprechende Wundversorgung einzuleiten. Für die akute Schmerzbehandlung sind bei dieser Vorgehensweise in der Regel keine zusätzlichen Medikamente erforderlich. Nach der Erstversorgung empfiehlt es sich in jedem Fall, die Wunde durch **Wund- und Brandgel** (WALA) luftdurchlässig abzudecken und ausreichend feucht zu halten.

Brandessenz und Wund- und Brandgel enthalten u. a.:

- Die Brennessel, Urtica urens, die als pflanzliches 'Simile' Brennschmerz und Entzündung aufheben kann (während sie beim Gesunden ähnliche Symptome erzeugt). (Ausführliche Darstellung der Brennessel s. Anhang dieses Kapitels.)

- Bergwohlverleih, Arnica montana, der die Durchblutung und Regeneration anregt.

- Die spanische Fliege, Cantharis, in D6, ein Insekt, das schmerzhafte blasenbildende Entzündungen an Haut und Schleimhäuten hervorrufen kann und hier in potenzierter Form gerade das Gegenteil bewirkt.

Ferner ist im Wund- und Brandgel u. a. Silber, Argentum colloidale, enthalten, das schmerzstillend wirkt, gerade bei Verbrennungen und entzündlichen Reaktionen der Haut Infektionserreger abtötet (oligodynamische Wirkung) und eine stark regenerationsanregende Wirkung auf die Haut besitzt.

2. Anschlußbehandlung

Nach Abklingen der akuten Erscheinungen besteht bei tiefer-reichenden Verbrennungen die Gefahr, daß Narbenwuche-rungen, Keloide, auftreten. Dem können wir versuchen ent-gegenzuwirken mit

Echinacea/Viscum comp. Gelatum (WALA) äußerlich auf-getragen im Wechsel mit **Keloid-Gel** (WALA) jeweils 1(-2) x tgl.

Keloiden vorbeugen!

Wo Sprödigkeit und Verletzlichkeit der Haut mit Juckreiz im Vordergrund stehen, kann zusätzlich die **Handcreme** (Dr. Hauschka) empfohlen werden. Innerlich wird die Keloidpro-phylaxe unterstützt durch

Vespa Crabro ex animale Gl D8, später **Dl5 Amp.** (WALA) 2 x wöchentlich s. c. injiziert in der Nähe der Wunde, bzw. bei Kindern täglich 1/2 Trinkampulle oral, 10 Minuten vor der Mahlzeit.

Diese Behandlung können wir ergänzen mit Silberanti-mon, Dyskrasit, um zugleich formend und belebend auf die Haut zu wirken:

Dyskrasit D6 Amp., später **D20 Amp.** (WELEDA) (Dosierung wie Vespa Crabro).

Darüber hinaus ist heute in der Verbrennungsbehandlung die Kompression im Narbenbereich von Bedeutung. Die genannten Maßnahmen sind auch bei operativ gesetzten Narben anwendbar, welche - z. B. im Kindesalter oder bei dazu besonders disponierten Personen - ebenfalls zu ausge-prägten Keloidbildungen führen können.

Auch bei operativ bedingten Keloiden

3. Sonnenbrand

Sonnenbrand

Hier eignet sich zur äußerlichen Behandlung meist am besten **Wund- und Brandgel** (WALA), das man einfach aufträgt und eintrocknen läßt, wobei sich ein durchlässiger Film auf der Haut bildet. Bei stärker ausgeprägter Symptomatik verfahre man - äußerlich wie innerlich - so, wie oben unter Punkt 1 (Sofortbehandlung von Verbrennungen) beschrieben. Hier sei nochmals auf die Bedeutung der innerlichen Begleitbehandlung hingewiesen.

Einer Sonnenallergie kann vorgebeugt werden durch die - rechtzeitig vor Sonnenexposition einsetzende - Therapie mit **Hypericum ex herba D6** (WALA), morgens/abends je 7 Glob. Hier sollte am besten 2 Wochen vor dem Urlaub bzw. der Saison/Exposition begonnen und insgesamt 4-6 Wochen behandelt werden. (S. a. ausführliche Darstellung des Johanniskrauts im Anhang dieses Kapitels.)

4. Sonnenstich und Hitzschlag

Sonnenstich

Hochroter Kopf, Unruhe, Schreien, Erbrechen bei meist normaler bis wenig erhöhter Temperatur kennzeichnen den Sonnenstich, der Säuglinge und Kleinkinder, prinzipiell aber alle Lebensalter betreffen kann. Gefahr besteht neben dem 'Sonnenbad' besonders im Hochgebirge. Steht die Kopfkongestion im Vordergrund, so geben wir **Atropa belladonna e radice D30 Amp.** (WALA) als Injektion in den Nacken paravertebral s. c. oder als Trinkampulle (Kinder). Wichtig sind kühle Lagerung mit erhöhtem Oberkörper, Flüssigkeitszufuhr (wobei wir 1 Ampulle **Atropa belladonna e radice D30** z. B. in Wasser oder Tee gelöst zur Weiterbehandlung geben können) und als äußerliche Behandlungsmöglichkeit **Silicea colloidalis comp. Gelatum** (WALA) auf Stirn und Fußsohlen.

Steht die meningeale Reizung im Vordergrund (Nacken-steifigkeit, Erbrechen, mehr stechende Kopfschmerzen etc.), so geben wir **Apis ex animale Gl D30** (oder auch **D20**) **Amp.** (WALA) (oder **Apis D30** Dil. (WELEDA), 2-3 x 5 Tropfen in halbstündlichem Abstand) in derselben Weise wie oben für Belladonna beschrieben.

Davon zu unterscheiden ist der Hitzschlag, der eher bei älteren Menschen, aber durchaus auch im Kindesalter auftritt und mit Bewußtlosigkeit, massiver Hyperthermie und Kreis-laufschock sowie Zusammenbruch der Temperaturregulation einhergeht. Diese Kranken bedürfen unverzüglicher Intensiv-therapie. Als Initialbehandlung kommen vor allem **Apis ex anim. Gl D30 Amp.** (WALA) als Injektion (wie oben be-schrieben oder i. v.) sowie zur akuten Kreislaufunterstützung vor bzw. neben der einsetzenden Intensivbehandlung **Vera-trum e radice D4 Amp.** WALA s. c. oder i. v. in Betracht.

Hitzschlag

5. Verletzungen des Nervensystems

Verletzungen des Nervensystems sind in der Chirurgie und Neurologie therapeutisch nur sehr beschränkt zugänglich (z. B. Nervennaht, Krankengymnastik etc.). Gerade hier erleben wir eindrucksvoll eine Erweiterung unserer Behand-lungsmöglichkeiten durch die Anwendung von Pflanzen-auszügen und potenzierten Heilmitteln.

Eine Gehirnerschütterung kann, falsch behandelt, lang-wierige Beschwerden, vor allem hartnäckig rezidivierende Kopfschmerzen, zur Folge haben. Darauf ist bei Behand-lungsbeginn nachdrücklich hinzuweisen. Ruhe ist das wich-tigste und unentbehrliche Heilmittel der Commotio cerebri (Bettruhe bis 3 Tage nach Abklingen der Beschwerden!). Der Heilungsverlauf wird erheblich beschleunigt und verbessert durch die Gabe von **Arnica e radice D6** (WALA) 3 x 5 Glob.

Commotio cerebri

Anfangs strenge Bettruhe

pro Tag für 7 Tage. (Ausführliche Beschreibung der Arnika s. Anhang dieses Kapitels.) Um Folgebeschwerden vorzubeugen, geben wir exakt nach einer Woche **Arnica e radice D30** (WALA) 5 Glob. gelöst in 100 ml 'stillem' Mineralwasser, davon während 3 Tagen morgens und abends 1 Teelöffel. Als Soforthilfe und Unterstützungsmaßnahme eignet sich die Auflage von **Arnika-Wundtuch** (WALA) auf die vom Aufprall betroffene Schädelregion. Es sei darauf hingewiesen, daß die Gabe von Arnica D30 erst nach einer Woche einen wesentlich nachhaltigen Heilungserfolg verspricht. Hierfür gibt es Hinweise sowohl von Rudolf Steiner wie auch - davon unabhängig - von homöopathischer Seite.

Schleuder-
trauma der
Halswirbelsäule

In der Therapie des Schleudertraumas der Halswirbelsäule, dieser typischen Folge von Verkehrsunfällen, hat sich bewährt: **Disci comp. cum Argento Amp.** (WALA), **Tulipa e planta tota D6 Amp.** (WALA) als Mischspritze i. c. gequaddelt paravertebral der Halswirbelsäule (oder s. c.), wobei diese Injektion je nach Bedarf täglich wiederholt werden kann bis zum Sistieren der Beschwerden. Die Wirkung setzt in aller Regel rasch ein.

Eine vorsichtige (!) Krankengymnastik oder osteopathische Behandlung kann zur Besserung sehr beitragen, während vor brüsken chirotherapeutischen Eingriffen gewarnt werden muß. Bei unzureichender Behandlung des HWS-Schleudertraumas kommt es immer wieder zu verhängnisvollen neurasthenischen Entwicklungen, die bis zur Berentung führen können. Bei dem hier oft beschriebenen Gefühl eines "Getrenntseins" von Kopf und Leib kann nach rhythmischer Massage nach Dr. Wegman oder Dr. Pressel (hier nicht oder nur mit geringer Intensität am Nacken behandeln!) die Heileurythmie wesentlich helfen.

Coccygodynie

Kommt es, insbesondere hervorgerufen durch einen Sturz, zu Schmerzzuständen im Bereich des Steißbeins, so kann man erfolgreich behandeln mit

94

innerlich: **Hypericum ex herba D6 Amp.** (WALA) lokal s. c. injiziert, evtl. in Kombination mit **Hypericum ex herba D6 Glob.** (WALA), täglich 3 x 7 Glob.

äußerlich: **Hypericum ex herba 5% Oleum** (WALA) oder **Hypericum, Flos** Öl (WELEDA) zu lokalen Einreibungen.

Das Johanniskraut, **Hypericum perforatum**, ist das wichtigste Heilmittel bei Verletzungen des Nervensystems (vgl. hierzu die entsprechende Pflanzenbetrachtung im Anhang zu diesem Kapitel). Wir können es in verschiedener Weise anwenden:

Nerven-
verletzungen

innerlich:
- Als Injektion, s. c. oder i. c. gequaddelt (was sich gerade bei Schmerzzuständen als noch wirksamer erweist), paravertebral oder im Nervenverlauf proximal der Läsion.

- Oral, z. B. bei Kindern, aber auch bei weniger lokalisierter Symptomatik.

> Hierbei gilt für die Potenzhöhe die Regel:
>
> Je peripherer und je frischer die Verletzung erfolgt ist, umso niedriger die Potenz (Halswirbelsäule, Schädelnerven D15 - D30, periphere Extremitäten D3 - D6).
>
> Im Behandlungsverlauf von niedrigen zu höheren Potenzen aufsteigen.

Hypericum ex herba 5% Oleum (WALA) oder **Hypericum, Flos** Öl (WELEDA) zu Einreibungen lokal, wobei Sonnenexposition der betreffenden Hautareale zu vermeiden ist (photosensibilisierend).

Ergänzt wird diese Therapie in oft beeindruckender Weise durch die zusätzliche Gabe von **Organpräparaten** (z. B. **Nervus ulnaris Gl D...**, **Plexus brachialis Gl D...**), wobei hier **Potenzreihen** günstig wirken - bei akuten Schmerzen in absteigender Folge gegeben (von D30 bzw. D15 an abwärts z. B. Organ-Potenzreihe E), bei Lähmungen und Sensibilitätsverlusten von tiefen Potenzen an (z. B. D6) aufwärts oder Organ-Potenzreihe D in aufsteigender Potenzfolge gegeben. Die Gabe erfolgt entweder als Injektion (Mischspritze z. B. mit Hypericum) oder als Trinkampulle, in der Regel 2 x wöchentlich gegeben (die Trinkampulle morgens nüchtern). Mit diesen Präparaten können wir direkt auf die Vitalität des betreffenden Nervengewebes einwirken - was gerade im Bereich des Nervensystems von entscheidender Bedeutung ist, da hier die Vitalität des Gewebes im Vergleich zum übrigen Organismus in besonderer Weise herabgesetzt bzw. gefährdet ist. Sowohl das Johanniskraut wie auch die Organpräparate sind dazu geeignet, im Bereich der Nerven die Regeneration zu fördern und eine geordnete Funktion wieder anzuregen, aber auch akute Schmerzzustände und Überempfindlichkeiten wirksam zu lindern bzw. aufzuheben. Organpräparate sind auch dann von Bedeutung, wenn die Läsion bereits länger zurückliegt, ohne daß bisher eine Erholung des Nervs in Gang gekommen wäre. Es liegen - z. B. bei operativ bedingter Recurrensparese - eindrucksvolle Therapieberichte vor, wobei z. T. sogar ausschließlich mit dem Organpräparat behandelt wurde.

Wir wenden nun **Hypericum** als Heilmittel an bei:

- offenen Wunden mit Nervenläsion, auch Z. n. Nerven-naht

- druckbedingten Nervenschädigungen, z. B. durch Fehl-lagerung bei Operationen etc., operationsbedingten Nervenirritationen (z. B. durch zahnärztliche Eingriffe) oder Nervendurchtrennungen - hierbei möglichst immer in Kombination mit dem entsprechenden **Nerven-Organpräparat**

- neuritischen Reizzuständen nach Trauma (z. B. Finger-verletzungen)

- traumatisch bedingten Parästhesien, Sensibilitätsausfäl-len oder auch Lähmungen.
  Hierfür stehen von der WALA zur Verfügung:
  Hypericum ex herba D3 - D30 Amp.
  (alle gebräuchlichen Potenzstufen)
  Hypericum ex herba D3, D6 Glob.

Die Nerven-Organpräparate stehen in der Regel ebenfalls in allen gebräuchlichen Potenzstufen als Ampullen zur Ver-fügung und darüber hinaus in Potenzreihen-Packungen.

Man kann diese Therapie im Einzelfall folgendermaßen erweitern bzw. modifizieren:
bei traumatisch bedingten, vorwiegend *motorischen* Ausfällen (z. B. Erbsche Lähmung durch Geburtstrauma) durch

- **Arnica e radice D6** (später **D20**) (WALA)
  3 x (bzw. 1 x) 5 Glob. pro Tag, in Verbindung mit dem homologen Organpräparat (z. B. **Plexus brachialis Gl**) in aufsteigender Potenzreihe (z. B. **D5 - D30**).

Arnica bei motorischen Ausfällen

- Arnica kann dabei kombiniert werden mit **Skorodit D10** (später **D20**) Trit. (WELEDA) 2 x (bzw. 1 x) tgl. eine Messerspitze Pulver und äußerlich als Einreibung **Hypericum ex herba 5% Oleum** (WALA).

An diese Behandlung kann sich dann (z. B. nach 4 Wochen) eine innere Behandlung mit Hypericum anschließen, oder man kombiniert Arnica mit Hypericum.

Argentum bei sensiblen Störungen

Bei vorwiegend *sensiblen* Störungen mit Parästhesien, Vergrößerungsgefühl, Überempfindlichkeit oder auch Sensibilitätsausfall können wir neben der Behandlung mit **Hypericum** und **Organpräparaten Argentum metallicum praeparatum D20** Amp. (WELEDA) entweder als Mischspritze s. c. oder auch als Trinkampulle bzw. Argentum met. praep. D20 Dil. (WELEDA) täglich abends 5-7 Tropfen verabreichen.

Schockfolgen

Abschließend sei noch darauf hingewiesen, daß äußere Traumen, z. B. Verkehrsunfälle, oft zu einem *seelischen Schock* führen, der anhaltende Störungen im Bereich des vegetativen Nervensystems bewirken kann. Als wesentliches Heilmittel für solche Schockfolgen bewährt sich ebenfalls immer wieder das Silber als **Argentum/Rohrzucker** (WALA) 2 x 7 Glob. pro Tag (oder auch als Amp. s. c. in den linken Oberarm).
Zur Anfangsbehandlung sollte **Aconitum e tubere D10** an 3 aufeinander folgenden Abenden je 5 Globuli gegeben werden. Liegt der Schock schon lange zurück, so ist **Aconitum e tub. D30** besser.

Folgende Präparate sollten nach Möglichkeit für die Erstversorgung von Verletzungen und Verbrennungen zur Verfügung stehen:

Apis ex animale Gl D20 Amp. WALA
Apis/Belladonna cum Mercurio Glob. WALA
Argentum/Quarz Amp. WALA

Arnica e planta tota D6 Glob. WALA
Arnica e radice D6 Glob. WALA
Arnika-Wundtuch WALA
Arnika-Salbe WALA
Argentum/Rohrzucker Glob. WALA
Atropa belladonna ex herba D6 Glob. WALA
Atropa belladonna e radice D30 Amp. WALA
Brandessenz WALA (für unterwegs:
Wund- und Brandgel)
Bryonia e radice D8 Amp. WALA
Calendula-Essenz WALA/WELEDA
Cantharis ex animale Gl D8 Amp. WALA
Cuprum/Quarz comp. Ungt. WALA
Disci comp. cum Argento Amp. WALA
Hypericum ex herba D6 Amp. WALA
Lachesis comp. Amp., Glob. WALA
Ledum palustre D6 Dil. WELEDA
Mercurialis-Heilsalbe WALA
Periosteum Gl D15 Amp. WALA
Rhus toxicodendron e foliis D15 Amp. WALA
Rhus toxicodendron e fol. 1% Ungt. WALA
Ruta ex herba D3 Amp. WALA
Symphytum comp. Glob. WALA
Symphytum comp. Amp. WALA
Staphisagria e semine D12 Glob. WALA
Tulipa e planta tota D6 Amp. WALA
Veratrum e radice D4 Amp. WALA
Wund- und Brandgel WALA

Anhang

Darstellung einiger wichtiger Heilmittel für Verletzungen und Verbrennungen

Cuprum/Quarz comp., Salbe

In die Salbengrundlage wird ein Anteil von 20% rein metallischem, fein pulverisiertem Kupfer sowie Quarz und ätherisches Rosmarinöl eingearbeitet.

Wenn man metallisches *Kupfer* von außen auf die Haut anwendet, so wirkt dies unmittelbar anregend auf die Blutzirkulation. Die Blutverteilung im Unterhautgewebe bis hinein in die Muskulatur wird begünstigt. Eine Stagnation und Neigung zu Extravasation wird überwunden, das venöse Blut zum Abfluß angeregt. Das metallische Kupfer bildet zugleich eine Wärmehülle, die bei Flüssigkeitsstauungen, Hämatomen und Zerrungen zirkulationsfördernd wirkt. Dr. med. Ita Wegman hatte in Arlesheim bereits äußere Kupferanwendungen empfohlen, z. B. in Salbenform, als Kupfersohlen oder auch in Form von kupferbeschichteten Gewebeauflagen auf die Nierengegend. Die Salbe wurde in diesem Sinne als eine flexibel zu handhabende, substantielle äußere Kupferanwendung konzipiert. Auch *Quarz* ist in seiner Stofflichkeit, wenn auch fein verteilt, im Präparat enthalten. Auf die intakte äußere Haut als Schutzverband aufgetragen, regt er die Sinnesfunktion in der Peripherie an. Die Formkräfte der Haut werden zur intensiven Tätigkeit aufgerufen. Tendenzen zur Gewebeverhärtung, zur Bindegewebsdegeneration und Austrocknung der Haut über das entvitalisierte Hautbindegewebe wird entgegengewirkt. Die Ich-Organisation wird über eine Anregung des Wärmeorganismus unmittelbar angesprochen, die Sinnestätigkeit und die im Bereich der Bindegewebsflüssigkeit sich abspielenden ordnenden Lebensprozesse der Geweberegeneration werden angeregt.

Beide Präparatebestandteile, Cuprum und Quarz, wirken als mineralische Substanzen auf die Ich-Tätigkeit.

Als pflanzlicher Zusatz hat der *Rosmarin* bzw. das ätherische Rosmarinöl eine Beziehung zum Sinnesorganismus, zur Peripherie und zur Wärme. Die Wärmeorganiation wird durch den Zusatz von Rosmarin im Wirkungsbereich des Salbenverbandes angeregt. Darauf beruht die lösende Wirkung des Rosmarins auf venöse Stasen, Hämatome, Ödeme, Anschoppung von Gewebeflüssigkeit, vor allem in der Haut, der Muskulatur und den Gelenken.

Es ist zu beachten, daß in seltenen Fällen bei Patienten, welche auf ätherisches Rosmarinöl überempfindlich reagieren, eine Unverträglichkeitsreaktion mit Rötung und Blasenbildung auftreten kann, welche über das gewünschte Maß der Anregung hinausgeht.

Cuprum/Quarz comp., Unguentum ist somit geeignet, bei der Auskühlung unterliegenden peripheren Prozessen durch traumatische Einwirkung, Flüssigkeitsstauungen und auch chronisch-degenerativen, kältenden Gelenkerkrankungen die Heilung und Anregung der Wärme-Sinnes-Organisation zu bewirken.

Dazu ein exemplarisches Fallbeispiel:

Ein 12jähriger Junge versucht, ein Großpferd von der Weide in den Stall zu führen. Das Pferd bäumt sich auf, tritt beim Heruntergehen mit einem der vorderen, eisenbeschlagenen Hufe auf den Mittelfuß des Jungen.

Der ganze Fuß schwillt sofort an, die Konturen sind verstrichen, Vorder- und Mittelfuß bis zum Knöchel dick geschwollen, die Haut oberflächlich geschürft und blutend.

Sofortige Anbringung eines messerrückendicken Salbenverbandes mit **Cuprum/Quarz comp. Unguentum** (WALA) um den gesamten Fuß und Hochlagerung. Das ausgedehnte Hämatom bildet sich im Laufe von 2 Stunden zurück. Die darauffolgende Röntgenuntersuchung ergab keine Frakturen. Der Kupfer/Quarz-Verband, sofort nach dem Unfall angebracht, hatte den raschen Rückgang des Hämatoms zur Folge.

Daß es nur zu einer schweren Quetschung des Fußes kam und nicht zu Frakturen, ergab die nachträgliche Feststellung; die Wucht des Vorderkörpers des Pferdes und des Hufes wurden glücklicherweise durch einen erhöhten Grasbüschel teilweise abgefangen.

Dr. med. Heinz-Hartmut Vogel

Calendula officinalis

Calendula regt als Komposite den Wärmeprozeß, vor allem im Bereich der kleineren peripheren arteriellen Gefäße, an. Dadurch wird bei einer entsprechend vorbereiteten Wunde die Granulation eingeleitet.

Was bei der Ringelblume auffällt, ist das kräftige, krautige Wachstum und ein unerschöpfliches Kommen und Vergehen der leuchtenden, orangefarbenen Blüten von Mai bis November. Die strotzende Wachstumskraft, welche die Pflanze auf Schutthalden und Steinhaufen gedeihen läßt, lebt sich aber stets in einer von der Blütenregion her geordneten Weise aus, sie entartet nicht zu wildem Wuchern. Die ganze Pflanze steht unter einem im Wärme- und Lichthaften lebenden hohen Ordnungsprinzip. Dies kommt in den dichten, harmonisch geordneten Korbblüten zum Ausdruck. Physischer Abdruck davon sind die ätherischen Öle, Saponine und karotinähnlichen Farbstoffe. Der Gehalt an Harzen verleiht der 'Totenblume' Klebrigkeit und einen balsamischen Geruch, der an Zerfall, Verwesung und Mumifikation erinnern kann.

So kann man den Eindruck haben, daß die Ringelblume in bildhafter Weise das auslebt, was als entsprechendes Krankheitsgeschehen beim Menschen die Anwendung von Zubereitungen aus Calendula verlangt: zum Zerfall neigendes Gewebe nach Verletzung, Haut- und Schleimhautdefekte, schlecht heilende Wunden, die des von Ich-Organisation und Astralleib durchdrungenen heilenden Aufbaues durch die Bildekräfte-Organisation bedürfen.

Von Wärme-Licht-Kräften impulsiertes Sprossen arterieller Kapillaren in Haut und Unterhaut bewirkt die Bildung von Granulationsgewebe und gliedert die aus der höheren Gesamtordnung herausgefallenen Teile wieder in den gesunden Zusammenhang ein; wo dies nicht möglich ist, werden absterbende Gewebeteile aufgelöst und durch frisches, hellrotes Granulationsgewebe ersetzt.

Anwendungsgebiete für die Ringelblume stellen schlecht heilende Wunden dar. Bei schmierig belegten Wunden bzw. nekrotisierendem Gewebe sowie insbesondere bei schlecht heilenden Unterschenkelgeschwüren wird die Granulation angeregt und so die Wundheilung gefördert. Bei diesen Indikationen sowie bei frischen Verletzungen verwendet man Umschläge mit verdünnter **Calendula-Essenz** (WALA) 1:3 bis 1:5 und **Calendula ex herba D3** (WALA) täglich als eine subkutane Injektion.

Dr. med. Heinz-Hartmut Vogel

Hypericum perforatum

Das zur Zeit der hochstehenden Johannisonne gelb blühende Johanniskraut schließt sich in einseitiger Weise der Lichteinwirkung des Hochsommers auf. Über einem spindelförmigen Wurzelstock erhebt sich der kantige, durch einen starken Licht-Kiesel-Prozeß gehärtete Stengel des sogenannten 'Hartheus', der in symmetrischer Anordnung die gegenständigen elliptischen Blättchen trägt. Die sternförmigen Blüten mit zahlreichen, gebündelt ausstrahlenden Staubgefäßen sind zu einer Trugdolde angeordnet. Die photosensibilisierende Wirkung von Hypericum geht ganz offensichtlich von den in den Blüten angesammelten Substanzen aus, die aus dem hier gefundenen Hypericin, ätherischen Ölen, Gerbstoffen und Zuckern bestehen. Hypericin ist weiter in den dicht gedrängten Öldrüsen der Blätter enthalten. Diese lebhaft rot fluoreszierende Substanz, welche kristallisiert, kann man als einen bis in die Salform verdichteten Lichtzustand bezeichnen.

Das Wesen der Hypericum-Wirkung bezieht sich insofern auf das zentrale und auch periphere Nervensystem, als das Nervensystem gegenüber dem übrigen vitalen Organismus sämtliche Stoffwechselvorgänge spiegelt und zurückstrahlt. Dabei kommt es zu einer Befreiung und Emanation lichtätherischer und lebensätherischer Kräfte aus dem Organismus. Die Hypericum-Wirkung greift folglich in den Exkarnationsvorgang von dem Leben zugrundeliegenden Kräften im Bereich des Nervensystems ein. Im Bereich des Gehirns werden die damit verbundenen intellektuellen, sich vom Lebensprozeß abhebenden Vorgänge verstärkt und übersteigert. Daher findet sich bei dem Patienten, der Hypericum benötigt, ein Doppeltes: eine gesteigerte Wachheit einerseits, jedoch in Verbindung mit Verworrenheit andererseits. Dieser Vorgang kann sich soweit steigern, daß das Gefühl des Schwebens, des Abgehobenseins vom physischen Leib in Verbindung mit

Schwindel, Unsicherheit und dem Gefühl, als ob der Kopf nach oben verlängert wäre, entsteht. Auch im übrigen Organismus, vor allem im Bereich der Haut, auch der Muskulatur und des Blutes (Erythrozyten), kommt es zu einer dem Nervensystem eigenen Übersensibilisierung und zu Gewebeabbau bis zur Nekrose. Die Haut wird empfindlich gegen Licht, Berührung und Druck, es tritt Hitzegefühl ein, Juckreiz und Anästhesien mit Gefühl von Ameisenlaufen. Im ganzen stehen die Gemüts- und Nervensymtome bei Hypericum im Vordergund, es wird auch bei Schlafwandeln und Enuresis nocturna eingesetzt. Auslösend für die Erkrankung sind seelische, aber auch körperliche Erschütterungen wie Commotio cerebri, Erschütterungen der Wirbelsäule, z. B. durch Sturz auf das Steißbein, Operationsschock und schließlich Verletzung peripherer Nerven durch operative Eingriffe mit entweder nachfolgenden Schmerzzuständen oder Lähmungserscheinungen durch Nervenverletzungen, z. B. Trigeminusnervenschmerz nach Zahnextraktion.

Auch depressive Verstimmungen, die mit einer nach Schockereignissen eintretenden Ausdehnung der Wesensglieder im Nerven-Sinnes-System zusammenhängen, werden durch die gesteigerte Lichtwirksamkeit von Hypericum günstig beeinflußt. Bezüglich des Blutorganismus haben wir es mit einem zu starken Blutabbau zu tun.

Hypericum ist folglich dann angezeigt, wenn durch schwere physische, aber auch seelische Erschütterung und durch Nervenverletzung sowohl des Zentralnervensystems als auch der peripheren Nerven die geschilderten Symptome auftreten. Da es sich bei Hypericum in erster Linie um ein 'Nervenmittel' handelt, sollte man mit **Hochpotenzen** der beteiligten **Nerven** beginnen, z. B. **Nervus trigeminus Gl D30** (WALA) nach Zahnextraktion und Verletzung eines Trigeminusastes. In solchen Fällen kann die Therapie unterstützt werden durch gleichzeitige Gaben des Organpräparates des beteiligten Nervs. Auch bei depressiven Verstimmungen nach schweren Erschütterungen körperlicher und seelischer Art, aber auch bei Blasenschwäche, Enuresis nocturna, sollte man mit Hochpotenzen beginnen. Auch hier eventuell unterstützt durch das Organpräparat **Vesica urinaria Gl D8** (WALA) und dies eventuell im Wechsel mit **Argentum/Rohrzucker** (WALA) (Schocktherapie).

Dr. med. Heinz-Hartmut Vogel

Mercurialis perennis

Das Waldbingelkraut gehört zu den ältesten bekannten Heilpflanzen und war früher dem Heilgott Merkur geweiht. In feuchten, schattigen Buchenwäldern, auch in Talgründen, ist es eine der ersten Pflanzen, welche im Frühjahr das Erdreich durchbrechen und das Laub vom Vorjahr zur Seite schieben. Mercurialis gehört zu den Wolfsmilchgewächsen. Es führt selbst zwar keinen Milchsaft, aber lebt sich ganz im rhythmischen, blättrigen, flüssigen Element aus. Die Vermehrung erfolgt vegetativ über ein vielverzweigtes und knotig gegliedertes Rhizom. Dadurch tritt die Pflanze an ihrem Standort immer in größeren Kolonien auf. Die kreuzgegenständigen ovalen und gespitzten Blätter sind am Rande fein gezähnt und von einer charakteristischen, intensiven, blaugrünen und etwas glänzenden Färbung. Der Blütenstand der zweihäusigen Pflanze ist unscheinbar und tritt gegenüber der Blattfülle ganz in den Hintergrund. Bei der Verarbeitung, welche zu Beginn der Blüte vor Ostern erfolgt, entströmt ein stechender, dumpfer und etwas betäubender Geruch. An Inhaltsstoffen finden sich die giftigen Eiweißabbauprodukte Methylamin und Trimethylamin sowie reichlich Saponin. Bei Luftzutritt entsteht ein blauer Farbstoff namens Cyanohermidin. Man kann also sagen, daß das merkurielle Blattprinzip beim Waldbingelkraut durch die Schärfe der Inhaltsstoffe sulfurisch tingiert ist.

In bezug auf den menschlichen Organismus stellt Mercurialis eine Art pflanzliches Quecksilber dar. Neben seiner wundheilungsfördernden Eigenschaft zeigt es eine Wirkung generell auf die Ausscheidung von Sekreten aus dem Flüssigkeitsorganismus, wie z. B. im Bereich der Darmdrüsen, aber auch der übrigen Schleimhäute des Organismus. Obwohl es wenig bekannt ist, gehört es zu den Polychresten. Entsprechend den schaumbildenden Saponinen im Pflanzenreich, welche das Ineinanderwirken von Luft- und Flüssigkeitskräften repräsentieren, finden wir im menschlichen Organismus eine Anregung der Ausscheidungstätigkeit, d. h. ein intensives Eingreifen der seelischen Organisation in den Flüssigkeitsorganismus.

Bei der Wundbehandlung erfolgt durch Mercurialis eine Reifung, Weiterbildung und Reinigung von Entzündungsprozessen im Haut- und Unterhautbereich, eine Ableitung des Entzündungsprozesses nach außen, so daß es als Heilmittel für alle eitrigen, schlecht heilenden Wunden, Furunkel und Abszesse geeignet ist.

In diesem Sinne kann Mercurialis z. B. in Form der **Mercurialis-Heilsalbe** oder der **Mercurialis comp.**, Zäpfchen (beide WALA) hilfreich sein bei der Behandlung von Thrombophlebitiden und Periproktitis. Bei chronischen Ekzemen und Herpes zoster wirkt das Waldbingelkraut in der Art, daß zunächst eine Anfrischung, Aktivierung des chronischen Krankheitsprozesses zustande kommt, welche dann die körpereigenen Kräfte zur Überwindung und Heilung auffordern kann.

Mercurialis ist in potenzierter Form in den **Mercurialis-Augentropfen** (WALA) enthalten. Hier wirkt es sowohl bei eitriger Bindehautentzündung in der geschilderten Weise als auch bei der Keratoconjunctivitis sicca durch Anregung der Tränenproduktion. Innerlich kann es in Form der Heilmittelkomposition **Lachesis comp.** (WALA) (zusammen mit Belladonna und Hepar sulfuris) gegeben werden zur Unterstützung der Salbenbehandlung bei schlecht heilenden Wunden und auch bei Sepsis.

Dr. med. Franziska Roemer

Delphinium staphisagria

Das Stephanskraut ist eine an den Berghängen der Mittelmeerländer heimische zweijährige Staude, welche etwa 1 m hoch wird. Sie gehört zur Familie der Hahnenfußgewächse und steht botanisch etwa zwischen dem Rittersporn und dem Eisenhut. Der runde, behaarte Stengel ist von handförmig geteilten Blättern umgeben, welche sich im Aufsteigen in der Form vereinfachen und zuspitzen. Die blaugrauen bis violetten Blüten sind zu einem traubigen Blütenstand angeordnet, wobei die gespornte Einzelblüte im Gegensatz zum Eisenhut noch offen in ihrer Form ist und an eine Delphingestalt erinnern kann. Die sich im Anschluß an die Blüte entwickelnden, zottigen, aufgeblasenen Balgkapseln entlassen dreieckige, zusammengedrückte, kleine Samen, welche sehr scharf und bitter schmecken. Sie haben der Pflanze auch den Namen 'scharfer Rittersporn' bzw. 'Läusepfeffer' eingetragen; Salbenzubereitungen aus den Samen haben früher zur Behandlung von Läusen, Krätze und anderen Hauterkrankungen gedient. Neben fettem Öl gehören zu den Inhaltsstoffen Alkaloide wie Delphinin und Staphisagrin, welche den Alkaloiden vom

Aconit ähnlich sind. Beim Eisenhut ist der Giftbildungsimpuls vergleichsweise jedoch noch stärker und dringt bis in die Wurzel hinunter.

Staphisagria gilt als Heilmittel bei allen mit scharfen Instrumenten gesetzten Wunden, vor allem bei Schnittverletzungen. Operationsschnitte im allgemeinen und besonders in der Unterbauchregion heilen unter **Staphisagria D3** (WALA) leichter ab, ebenso Verletzungen, welche beim Katheterisieren, bei der Nierensteinentfernung etc. gesetzt werden.

Stiegele setzte Staphisagria auch erfolgreich zur Prophylaxe der Darmträgheit nach Unterbauchoperationen ein. Neben diesen traumatologischen Indikationen, für die das Stephanskraut oft gebraucht wird, sind im Arzneimittelbild weitere Besonderheiten der psychischen Verfassung und auch Krankheitszeichen an der äußeren Haut und am Magen-Darm-Trakt beschrieben. An der Haut entstehen Kondylome und Feigwarzen, auch Gersten- und Hagelkörner treten rezidivierend an den Augenlidern auf. Bei den inneren Organen sind es oft Folgen von übermäßiger Nervenerregung, welche sich organisch niederschlagen wie beim Reizmagen, beim Reizkolon, der Blasenreizung jung verheirateter Frauen. Überhaupt spielen die Unterleibsorgane eine wichtige Rolle: Es besteht eine übermäßige Erregbarkeit und Reizbarkeit bis hin zu Entzündungen wie Urethritis und Prostatitis. Es sind oft empfindsame und verschlossene Menschen, zu denen Staphisagria paßt. Eine unrechte, beiläufige Bemerkung kann sie tief verletzen. Es gelingt nicht, mit dieser Kränkung umzugehen und sich auszusprechen. Eine organische Erkrankung entsteht. Das Stephanskraut ist also für leibliche und seelische einschneidende Verletzungen das Heilmittel.

Dr. med. Franziska Roemer

Arnica montana

Diese mächtige Heilpflanze finden wir fernab von den menschlichen Zivilisationseinflüssen und Kulturbemühungen auf dem kieseligen Grund der Hochgebirge wachsend.

Oft wählt sie sich moorige Hochgebirgswiesen als Standort, es können auch steile Abhänge sein, welche sie besiedelt. Schon aus der Entfernung fällt das leuchtende und warme Gelb der Arnikablüte dem Betrachter ins Auge und dieser kann sich aufgefordert fühlen, die Pflanzengestalt einmal näher zu betrachten.

Der Bergwohlverleih ist eine mehrjährige Pflanze, welche im ersten Wachstumsjahr eine grundständige Rosette elliptischer, krautig-derber und drüsig behaarter Blätter ausbildet, welche sich fest gegen den Boden drücken. Im 2. Vegetationsjahr hebt sich aus diesem Blattkranz mit kühnem Schwung ein Stengel empor, welcher 1-2 Paare symmetrischer Seitentriebe abgeben kann. Auch dieser Stengel ist als Zeichen der Auseinandersetzung mit dem Kieselprozeß dicht und drüsig behaart. Durch die Verzweigungen, welche jeweils am Stengelende mit einem Blütenkörbchen gekrönt sind, ergibt sich ein Bild, welches an einen mehrarmigen Kerzenleuchter erinnern kann. Die Kompositen sind allgemein im Pflanzenreich hochentwickelte Verteter, welche aus einer Vielzahl kleiner Einzelblütchen (mit Staubgefäßen und kleinem Haarkelch) einen körbchenförmigen Blütenstand zusammensetzen. Wir unterscheiden die zentralen, sich von der Mitte nach der Peripherie hin öffnenden Röhrenblüten von den peripheren, nach der Außenwelt hin ausgezogenen Zungenblüten. Dieser Zungenblütenkranz ist bei der Arnika nie ganz regelmäßig wie bei der Kamille, der Margerite oder dem Gänseblümchen, er macht vielmehr oft einen zerzausten, eigenwilligen Eindruck. In ihrem Fruchtstand ist Arnica montana dem Löwenzahn ähnlich, ein luftiges, silbriges, kugeliges Gebilde entsteht aus den auswachsenden Haarkelchen, und die Samen warten darauf, vom Bergwind fortgetragen zu werden. Der süßlich und warm duftenden Blüte gegenüberliegend finden wir in der Erde ein knapp fingerdickes Rhizom, welches das Überwintern der Arnika ermöglicht. Schneidet man es an, so entströmt ein aromatischer, scharfer und fast orientalisch anmutender Duft; es werden bräunlich-schwarze Einlagerungen in dem an sich hellen Wurzelgewebe sichtbar, welche der Einlagerung von harzigen und ätherisch-öligen Substanzen entsprechen.

An Inhaltsstoffen finden wir neben Harzen ein ätherisches Öl, welches in Blüte und Wurzel jeweils differenziert ist. Kieselsäure kann im Pappus und in den feinen Härchen nachgewiesen werden. Den Flavonoiden wie Quercetin und Luteolin wird eine Kreislaufwirkung zugeschrieben. Unter den Bitterstoffen wurde das Helenalin isoliert und mit der allergischen Potenz der Arnika in Zusammenhang gebracht. Auf der anderen Seite ist allerdings auch bekannt, daß durch das Handverlesen der Blüten, wie es in der WALA bei der Grundsubstanzherstellung unter anderem auch für die Arnika-Salbe durchgeführt wird, Kontaktallergien seltener auftreten.

Dr. med. Heinz-Hartmut Vogel beschreibt die Hauptwirksamkeit von Arnika so, daß sie im Bereich des Bindegewebes den rechten Übergang und besonders die Auseinandergliederung von venösem Kapillarblut und Bindegewebsflüssigkeit ermöglicht. Arnica montana repräsentiert diese Auseinandergliederung im Flüssigkeitsorganismus sowohl des Gliedmaßenmenschen mit Haut, Unterhautbindegewebe, Muskulatur und Gelenken als auch im Bereich des Herzens und der großen Gefäße. Aus diesem zentralen Wirkungsprinzip lassen sich die einzelnen Anwendungsgebiete ableiten, wie sie die Phytotherapie mit der verdünnten Tinktur und die Homöopathie beschreiben.

Arnika ist das wesentliche Heilmittel bei allen Folgen und Spätfolgen von Verletzungen, besonders von stumpfen Traumen. Darunter können Zerrungen, Quetschungen, Schürfungen, Gehirnerschütterungen, Dammeinrisse nach der Geburt, Folgen einer Operation bzw. Zahnarztbehandlung etc. fallen.

Bei Schockzuständen und seelischen Erschütterungen, welche beispielsweise durch Verletzungen bedingt sind, ist **Arnika in höherer Potenz (D30)** angezeigt. Weiter ist gut zu wissen, daß Verletzungsfolgen auch nach langer Zeit noch auf Arnika ansprechen können. Bei krankhaften Prozessen im Stoffwechsel-Gliedmaßen-Bereich kommt vor allem die Arnikablüte in Frage, während das Nervensystem, zu dem die Arnika nach Rudolf Steiner ebenfalls eine besondere Beziehung hat, besser mit der Arnikawurzel bzw. mit der ganzen Pflanze behandelt wird. Im Gegensatz zu Calendula und Echinacea sollte **Arnika-Essenz** nur verdünnt und auf geschlossener Haut angewendet werden.

Weiter ist Arnika ein Resorptionsmittel erster Wahl. Sie ist hilfreich bei traumatischen Blutergüssen, bei Gehirnblutungen, bei Resorptionsfieber von Hämatomen und sogar bei Tumorzerfallsfieber.

Zum homöopathischen Arzneimittelbild gehört Zerschlagenheit und allgemeine Schwäche, Angst vor Berührung, zurückhaltendes Benehmen, sogar Ablehnen angebotener Hilfe. Weitere wichtige Indikationen für Arnika, die über das Gebiet der Verletzungen hinausgehen, sind Angina pectoris und Herzinfarkt, Arteriosklerose, Apoplexie, Keuchhusten mit blutigem Sputum sowie rheumatische Gelenkerkrankungen. Auch bei Muskelrheumatismus und Muskelkater kann Arnika hilfreich sein.

Dr. med. Fanziska Roemer

Rhus toxicodendron
(Giftsumach; Toxicodendron quercifolium)

Zur Botanik

Der zu den Anacardiaceae gehörende Giftsumach stammt aus Nordasien und den wärmeren Regionen der Ostküste Nordamerikas. Er tritt als Strauch (bis zu 2 m hoch) in Erscheinung. Auffallend ist seine Fähigkeit, jederzeit aus den Ästen Wurzeln zu bilden, um sich mit der Erde zu verbinden. Die dreifiedrigen Laubblätter leuchten schon im Frühsommer gelb bis tiefrot, verwelken jedoch rasch im Frühherbst. Bei Berührung oder auch durch ihre Ausdünstungen können sie schwere, schmerzhaft juckende, blasenbildende und nässend krustige Hautreizungen verursachen. Der wäßrige Auszug aus den Blättern neigt zur Auskristallisierung.

Kräftewirksamkeit im Rhus toxicodendron

Es ist eindrucksvoll, wie beim Giftsumach die Blattregion verfrüht und übersteigert von einem blütenhaften, sulfurischen Prinzip 'überwältigt' wird. Darauf weisen auch deren Substanzprozesse hin, die den Entzündungsreiz bewirken. Ist dies etwa als Gegenkraft anzusehen zu dem sonst in der Pflanze überbetonten salhaften Wurzelprinzip, das sich bis in die Flüssigkeitsprozesse der Blattregion (Kristallisation) ausdehnt?

Zur therapeutischen Anwendung

In diesem Sinne könnte man auch die heilsame Wirkung des Giftsumachs bei Entzündungsprozessen verstehen, die als Folge von Auskühlungen (Erkältung und Durchnässung) entstanden sind, z. B. auch bei den verschiedensten rheumatischen Affektionen, bei denen vorwiegend das Bindegewebe

113

betroffen ist. Bemerkenswert ist auch die positive Wirkung von Rhus toxicodendron bei Überbeanspruchung des Bewegungsapparates, z. B. bei Distorsionen und Luxationen, nicht jedoch bei Kontusionen (Arnika). Leitsymptom ist dabei das große Bewegungsbedürfnis beim Patienten, dies als Ausdruck der Tendenz, einer drohenden Erstarrung entgegenzuwirken. Schließlich ist aus den oben genannten Phänomenen die Wirksamkeit der Pflanze bei den verschiedensten Hauterkrankungen nachvollziehbar, insbesondere mit dem beschriebenen Erscheinungsbild nach Berührung der Blätter (siehe oben).

Walter Kapfhammer

Die Brennessel
(Urtica dioica, Urtica urens; große und kleine Brennessel)

Zur Botanik

Die Brennessel, weltweit verbreitet, gehört zu den typischen Ruderalpflanzen, d. h. sie tritt überwiegend in der unmittelbaren Nähe menschlicher Ansiedlungen in Erscheinung. Oft sieht man sie im Grenzbereich an Zäunen und Gemäuern, auch an Schutt- und Müllplätzen, d. h. dort, wo das Gefüge des Erdbodens aus dem Gleichgewicht geraten ist. Urtica dioica ist auch an Flußläufen und in Auenwäldern zu finden.

Aus weitverzweigten, gelben Wurzelausläufern entsendet die Pflanze ihre aufrechten, kräftigen Sprosse. Die Blätter, schon frühzeitig tiefgrün, sind regelmäßig, scharf gezackt. In der Blattentwicklung zeigt sich kaum eine Metamorphose, jedoch ein rhythmischer Wechsel der Blattstellung. Die Blätter sind übereinander versetzt, gegenständig angeordnet und zeigen in der Aufsicht eine Kreuzesbildung. Die Stengel sind vierkantig, faserig, verholzend. Sehr auffallend ist die

Behaarung mit Borsten und Brennhaaren. Letztere sind hohle spitze Glaszylinder. Bei Berührung, z. B. durch Hautkontakt, erfolgt das Abbrechen der 'Injektionsnadel' spitzwinkelig an einer peripheren Sollbruchstelle, dadurch Verletzung der Haut und folgend die aktive Injektion der unter Druck stehenden Ätzflüssigkeit, was bei dem Betroffenen mit einer Quaddelbildung und einer brennenden, juckenden Empfindung einhergeht.

Der Blütenprozeß ist kräftig, jedoch unscheinbar, ohne Duft und Nektarbildung. Die Staubblätter der zweigeschlechtlichen Pflanze sind kreuzförmig angeordnet, im gefüllten Zustand federartig nach innen gespannt. Bei Erwärmung erfolgt die Entladung der Spannung in einer Öffnungsbewegung zur Peripherie hin. Dadurch kommt es zur Ausschleuderung des Pollens. Bei genauer Beobachtung sieht man zeitweise explosionsartig das Auftreten von kleinen Staubwölkchen im Blütenbereich.

Zur Substanzbildung

Hier ist der hohe Gehalt an Eiweiß auffallend (5-6% in der Frischpflanze), das nach der Ernte rasch zum jauchigen Zerfall neigt, das Vorkommen sämtlicher Aminosäuren, des weiteren Amine wie Acetylcholin und Histamin, Ameisensäure und ein hoher Gehalt an Chlorophyll, dem pflanzlichen Atmungsträger, sowie Eisen, Kiesel und u. a. Vitamin C, dazu, vorwiegend in der Oxidform, weitere Mineralien. Der Nesselgiftstoff hat sich bislang der chemischen Bestimmung entzogen.

Zur Kulturgeschichte der Brennessel

Seit langen Zeiten ist sie mit dem Menschen verbunden, als bewährtes Diätetikum zur 'Blutreinigung', als Diuretikum bei Ablagerungserkrankungen und äußerlich angewandt bei

Rheumatismus. Hieronymus Bock hielt die Nesseln für die wichtigsten Pflanzen. Vor Einführung der Baumwolle war sie in Europa auch in der Tuchmanufaktur bedeutsam als Lieferant einer feinen Gespinstfaser.

In der biologisch-dynamischen Landwirtschaft wird sie als wichtige Präparatepflanze verwendet, die den Boden für andere Pflanzen vorbereitet.

Kräftewirksamkeit in der Brennessel

Es offenbart sich in ihr ein intensiver, wärmehafter Stoffwechselprozeß (Sulfur - urtikarielle Wirkung, Schwefel-, Eiweiß-, Histaminbildung) zusammen mit einem ausgeprägten Nerven-Sinnes-Prozeß (Sal - Kieselbehaarung). Beide durchdringen sich in der kraftvoll durchgestalteten, lichthaften, rhythmisch gegliederten Mitte (Blattregion) und werden dort im Gleichgewicht gehalten. So sieht man hier vorbildhaft die Kräftekonstellation des dreigliedrigen Organismus.

Die enorme Vitalität der Brennessel bekommt eine besondere Ausprägung in den aktiv impulsierenden Pflanzengesten (aktive Injektion, 'Pollenschleuder'), die kosmologisch als marshaft bezeichnet werden kann.

Mars als Inkarnationskraft führt Geistiges in das Physische hinein, in einer zielgerichteten, aktiven Bewegung. Ihm zugeordnet ist das Eisen, dem bis in die Biochemie hinein eine zentrale Bedeutung für das Atmungsgeschehen zukommt. Das Atmungsgeschehen dient dem 'Irdischwerden'. Sowohl zum Eisen als auch zum Chlorophyll, dem pflanzlichen Atmungsträger, hat die Brennessel ein besonderes Verhältnis. Des weiteren kann man auch im bevorzugten Auftreten der Vierzahl (Staubblätter, Kreuzungsgesten, Vierkantstengel) die Hinwendung zum Erdenprinzip erkennen. Trotz dieser impulsiven Tendenz zur physischen Erscheinung zeigt sich im phänotypisch stark zurückgenommenen Blütengeschehen eine großartige Verinnerlichungs- und Verwandlungskraft. Diese dient selbstlos, merkuriell einem höheren Blütenprinzip, dem Schmetterlingswesen.

Zur therapeutischen Anwendung

Die seit langem bekannte Wirksamkeit der Brennessel bei Anämien, insbesondere während der Schwangerschaft, kann aus den oben genannten Phänomenen verständlich werden, denn bei diesem Zustand verliert der Mensch ja die Fähigkeit, kraftvoll in das physische Leben einzugreifen. Des weiteren wird die Wirkung der Brennessel bei Verbrennungsverletzungen (1. Grades, also vor der Blasenbildung) verständlich. Hier entsteht ja die Tendenz zur Grenzauflösung im Hautbereich. Das gleiche gilt für allergisch bedingte urtikarielle Ekzeme mit heftigem Brennen und Juckreiz, wo die Brennessel oftmals eine deutliche Wirksamkeit entfaltet.

Schließlich sei noch die seit alters her bekannte Wirkung der Brennessel zur Anregung der Milchbildung erwähnt. - Ist es nicht vor allen Pflanzen die Brennessel, die, gerade im Kindesalter gefürchtet, schmerzlich zum Bewußtsein bringt, daß der Mensch nicht mehr eine Einheit mit der Natur bildet, Individuum wird?

Hier kann es einen doch sehr berühren, daß es gerade die Brennessel ist, die durch ihre Anregungskraft auf den 'kosmischen Ernährungsstrom' letztlich wieder dem Kinde dient und es auf heilsame Weise in den Menschwerdungsprozeß hineinführt.

Walter Kapfhammer

Krebserkrankung

Inhalt

Markus Sommer

Krebserkrankung
Versuch eines Überblicks zu Verständnis und Therapiemöglichkeiten

Die Betrachtungen in diesem Abschnitt beziehen sich wesentlich auf das Karzinom, während die Sarkome und malignen Systemerkrankungen (Leukämien, Lymphome) eine andere Altersverteilung und Symptomatik zeigen und gegenüber dem Karzinom unterschiedlich zu beurteilen und behandeln sind.

Die Bedeutung der Krebskrankheit für den Patienten ...

Etwa jeder dritte Mensch erkrankt an Krebs, jeder fünfte stirbt an ihm. Auch heute ist die Diagnose meist mit tiefem Schrecken verbunden und die Krankheit stellt einen entscheidenden Einschnitt in der Biographie des Betroffenen, aber oft auch seiner Familie dar. Der Patient sieht sein Leben in Frage gestellt, Furcht vor dem Leiden taucht auf. Häufig folgt auf die Diagnosestellung eine Verdrängung oder eine mehr oder weniger tiefgreifende Depression. Aus dieser existentiellen Erschütterung können aber auch ganz neue Kräfte freigesetzt werden und das Leben eine entscheidende Wende erfahren; manche Patienten erfahren dann eine bis dahin ungekannte Fruchtbarkeit ihres Lebens. Oft gelingt ihnen ein biographischer Schritt, nach dem der Betroffene das Gefühl hat, erstmals sein "eigenes" Leben zu leben und seinem ursprünglichen Weg zu folgen. Nicht zuletzt gewinnt der Kranke oft einen neuen Zugang zum Religiösen, die Zusammenarbeit zwischen Arzt und Seelsorger kann hier unter Umständen wichtig werden.

... und für den Arzt

Schicksals-
gemeinschaft
von Arzt und
Patient

Gerade bei Erkrankungen, welche die leibliche Existenz so bedrohen, wie es der Krebs tut, spielt die individuelle und persönlich gestaltete Beziehung zwischen Arzt und Patient eine besondere Rolle. Mehr noch als sonst wird erlebbar, daß der Arzt nicht nur einen äußerlichen Behandlungsauftrag hat. Die blosse Wiederherstellung des Zustandes vor dem sichtbaren Krankheitsausbruch darf nicht das alleinige Ziel ärztlicher Bemühung sein - dies würde der Krankheit ihren Sinn nehmen.

Begleitung

Eine wesentliche Aufgabe liegt darin, den Kranken auf seinem Weg zu begleiten. Daraus kann für beide, Arzt und Patient, Wandlung und Bereicherung hervorgehen, selbst dann, wenn dieser Weg schließlich mit dem Tod des Patienten einen Abschluß finden sollte. Dabei ist es - selbst wenn davon nie gesprochen wird - für den Kranken von Bedeutung, wenn der Arzt im Tod kein endgültiges Ende und Scheitern der Bemühungen erlebt. Dann kann auch eine Ahnung davon entstehen, daß es eine Weiterentwicklung über den Todesmoment hinaus gibt, für die das durchgemachte Leiden eine Bedeutung haben kann. Gerade die Wandlung des Patienten während seiner Krankheit ist entscheidend für seinen Neuanfang. Die Art der Behandlung kann dazu wesentlich beitragen.

Erhaltung des
Leibes

Zunächst geht es für den Arzt aber selbstverständlich darum, das Leben des Patienten zu erhalten, und ihm dabei eine physisch möglichst unversehrte Leiblichkeit zu bewahren. In den meisten Fällen wird dabei nach wie vor die chirurgische Therapie zu Beginn der Behandlung eine entscheidende Rolle spielen. Man sollte sich aber nicht der Illusion

Krebskrankheit
mehr als
Geschwulst

hingeben, daß die Beseitigung der Geschwulst die Heilung der Krankheit bedeute. Der sichtbare Tumor zeigt nur, daß es dem Patienten nicht gelungen ist, allfällig auftretende Ausgliederungstendenzen einzelner Zellen - potentielle

Tumorzellen entstehen ja laufend in jedem Menschen - wirksam zu begrenzen und die "gesunde" Organform zu bewahren. Die Geschwulst ist somit nur *Symptom* einer grundsätzlichen Störung. Um die Therapie dieser zugrundeliegenden Störung geht es hier in erster Linie, womit die Notwendigkeit der geschwulstbeseitigenden Maßnahmen nicht in Frage gestellt wird.

Es muß jedoch im Einzelfall immer erwogen werden, wo Maßnahmen, die die gesamte Immunitätslage und das Befinden des Patienten schwer beeinträchtigen können, sinnvoll sind und wo nicht (z. B. Bestrahlung, Chemotherapie). Es dürfen in dieser Frage keine Dogmen aufgestellt werden, da sich die Verhältnisse je nach Lebensalter, Tumorart usw. sehr unterscheiden. So wird man bei manchen kindlichen Tumoren, oder bei Seminomen, hochmalignen Lymphomen, beim Ovarialkarzinom der jungen Frau und bestimmten Mammakarzinomen die Chemotherapie nicht grundsätzlich ablehnen können, da häufig erst sie dem Patienten die Zeit gibt, eine weitere Schicksalsgestaltung in die Hand zu nehmen und andere Therapien zur Wirkung kommen zu lassen. Bei den eigentlichen Karzinomen, die ja meist den älteren Menschen betreffen, hat man jedoch oft den Eindruck, daß sich die Chemotherapie schädlich auswirkt. Hier sollte die Frage von Mattys, Medici und v. Wichert[1] gestellt werden: "Schließlich muß man sich bei der schlechten Prognose auch immer fragen, ob keine (aggressive, tumorzentrierte!, Anm. d. Verf.) Therapie bei fehlenden oder geringen Symptomen nicht das humanste Vorgehen für den Patienten ist."[*]

Eine Hormontherapie, z. B. beim Prostata- oder Mammakarzinom ist zwar ebenfalls keineswegs "nebenwirkungsfrei", sollte aber in geeigneten Fällen erwogen werden, da sie oft erstaunlich wirksam und verträglich ist.

Möglichkeiten
und Grenzen
tumorzentrier-
ter Therapie

---

1) *Mattys, Medici, v. Wichert in Siegenthaler et al.: Lehrbuch der Inneren Medizin, 1984, Kapitel "Bronchialkarzinome" S. 31.*

*) *Es gibt jedoch durchaus auch Patienten, für die auch Chemotherapie eine echte Hilfe darstellt, so daß immer um die individuell richtige Entscheidung gerungen werden muß.*

Eine Möglichkeit zum Verständnis der Krebskrankheit und des therapeutischen Ansatzes

Die Krebserkrankung und ihre Entstehung ist sehr komplex und wohl bis heute nicht in allen Bereichen verstanden. Sicher ist nur, daß allzu simple Konzepte, wie die Berücksichtigung z. B. allein der Genmutation weder zu einem Verständnis noch zu therapeutischen Schritten führen. Dabei sollen die Tatsachen, die von der Onkologie gefunden wurden, keineswegs in ihrer Bedeutung bestritten werden. Sie bedürfen aber der Ergänzung. Zu den äußeren Faktoren der Kanzerogenese (Strahlung, chemische Mutagene, Viren) muß eine innere Disposition kommen, die nachfolgend kurz beleuchtet werden soll. Daß äußere Faktoren nicht allein zur Erklärung ausreichen, kann schon daran erkannt werden, daß nicht alle Menschen, die eine Hepatitis B-Infektion erleiden, später auch ein Leberkarzinom bekommen. Entsprechend erkrankt auch "nur" ca. ein Fünftel der Raucher am Bronchialkrebs. Zu weitergehenden Gesichtspunkten gibt es einige Literatur, hier sei nur weniges herausgegriffen:

biographische Erstarrung

Das Auftreten einer schweren Krankheit stellt immer die Frage nach einer Wandlung des Bisherigen. Worin diese bestehen soll, muß jeweils individuell gefunden werden, aber es gibt doch typische Konstellationen. Viele Krebskranke berichten, daß ihr Lebensweg vor Ausbruch ihrer Krankheit in eine "Sackgasse" eingemündet sei, aus der sie sich nicht mehr herauslösen konnten. Oft hört man auch, daß die Kranken sich "gefangen" und innerlich leblos und "erstarrt" gefühlt hätten. Hier liegt eine tiefgründige Störung des leiblich-seelisch-geistigen Gefüges vor.

Schwierigkeiten der Identifizierung mit sich selbst

Chr. Jannasch formuliert dies so[2]: "Die tiefen Schichten der unbewußten Phantasie lieben das zukünftige eigene Leben nicht genügend. Sie bahnen dem Identifizierungsprozeß nach vorne keinen sicheren Weg.(...) Die das Ich tragende

---

2) *Chr. Jannasch in Heisig: Innere Medizin in der ärztlichen Praxis*

unbewußte Identität (dieser Ausdruck kommt dem der "Ich-Organisation" nahe, Anm. d. Verf.) ist zu schwach. (...) Die Identität läßt sich selber los, nimmt sich in der Tiefe nicht ernst als Kern der eigenen Welt." Dies beruht wohl auch darauf, daß diese "Identität" dieses "Ich", zumindest teilweise, den Bezug zu seinem tragenden Grund verloren hat.

Der Begriff "Erstarrung" sollte keine negativen Assoziationen wecken. Viele Krebskranke (vor allem Mamma-Karzinom-Patientinnen) fallen durch eine sehr soziale, ja altruistische Lebenshaltung auf. Auch in dieser kann eine Erstarrung liegen. Diese Lebenshaltung wird oft mehr oder weniger offen von der Umgebung des Patienten gefordert. Oder, was häufiger ist, diese Haltung entspringt einer tiefen und sehr verborgenen Furcht, nicht geliebt zu werden, wenn man sich der Liebe nicht ständig würdig macht, sie nicht unablässig "verdient". Das ursprüngliche eigene Sein darf gar nicht erscheinen, weil es zumindest in der Befürchtung des Betroffenen zur Ablehnung führen könnte[3]. Die Unterdrückung des eigenen "Selbst" kann ein Grund dafür sein, daß schließlich im eigenen vernachlässigten Inneren die latenten Wucherungskräfte nicht mehr beherrscht werden können.

Ein anderer Aspekt besteht darin, daß sich die gestaltenden, formschaffenden Kräfte des Menschen, die nach dem Verständnis der Anthroposophie mit der übergeordneten Ebene der Empfindung (Empfindungsleib = Astralleib und Ich-Organisation) zusammenhängen, aus dem Entstehungsbereich des Tumors zurückgezogen haben.

Rückzug der Gestaltungskräfte und wucherndes Zellwachstum

An diesem Ort kann sich nun das reine Zellenwachstum entfalten und ungestaltet wuchern. Mit dem Zurücktreten der seelisch-empfindenden Kräfte hängt die primäre Schmerzlosigkeit der Tumoren zusammen. Das "Krankwerden" der Sinnestätigkeit beim Krebspatienten kann z. B. daran erlebt werden, daß er häufig über eine unzureichende Wahrnehmung seiner Wärmeverhältnisse verfügt, er seine Auskühlung

---

3) siehe hierzu auch L. LeShan: *Psychotherapie gegen den Krebs*

insgesamt nicht bemerkt und sich entsprechend mangelhaft kleidet oder auch kein Empfinden für den Wärmehaushalt einzelner Gebiete seines Leibes hat, was als Wärmeasymmetrie zu bemerken sein kann.

pathologische Sinnesorganbildung - mögliche Motive der Krebsentstehung

Ein Bild für das Verhältnis zwischen Mensch und Tumor sei noch genannt, das manche der oben genannten Teilaspekte zusammenfaßt: Rudolf Steiner spricht vom Tumor als einem "Sinnesorgan an falscher Stelle". In einem Sinnesorgan soll das Äußere sich im Inneren des Menschen unverfälscht (wie beim Auge) abbilden können. Im Ohr werden sogar gleichartige Schwingungen angeregt wie sie der klingende Körper der Außenwelt bildet. Dazu muß aber im Bereich des Sinnesorgans das Einwirken des Organismus so weit als möglich zurückgenommen werden, damit Fremdes dort erscheinen kann. Beim Gesunden folgt auf die zunächst ohne eigene Aktivität erfolgende "Aufnahme des Äußeren" eine innere eigene Aktivität im Erkennen, in der Begriffsbildung, wo der bloße Sinneseindruck nun beantwortet und zu etwas Eigenem gemacht wird. Die Gefahr, daß Fremdes sich im eigenen Inneren unerkannt ausbreitet, ist erst mit diesem Schritt gebannt. Zieht sich die eigene Gestaltung (wie es im Sinnesorgan richtig ist, wenn dem "Eindruck" das "Erkennen" folgt) in einem anderen Organ zurück, so entsteht ein Freiraum, in dem sich das dortige Eigenleben der Zellen durchsetzen und zur Tumorbildung führen kann. An diesem Bild kann deutlich werden, wie nicht mehr bewußt zu verarbeitende Sinneseindrücke - wie sie z. B. im Bereich der Werbung angestrebt werden, aber auch allgemein mit unserer "Reizüberflutung" verbunden sind - die Disposition gerade auch zu Tumorerkrankungen fördern können. Bemerkenswert ist auch, daß krebsauslösende oder -fördernde Umgebungseinflüsse typischerweise keinen bewußten Sinneseindruck hinterlassen (z. B. elektromagnetische Felder, ionisierende Strahlung). Es ergeben sich aber auch Möglichkeiten, wie durch ein bewußtes Sinnesleben zur Heilung beigetragen werden kann.

Einfache Wahrnehmungsübungen z. B. beim Spazieren-
gehen oder beim regelmäßigen Betrachten einer wachsenden
Pflanze, eines Bildes u. ä. können Heilungsimpulse für eine
krankgewordene Sinnestätigkeit sein. Besonders gilt dies,
wenn man nach dem Betrachten versucht, den beobachteten
Gegenstand nun unabhängig von ihm, in der Erinnerung
oder gar in einem gemalten Bild wieder hervorzubringen.
Diese innere Aktivität kann noch gesteigert werden, wenn
man z. B. die unbewegten Bilder der verschiedenen Stadien
im Pflanzenleben innerlich dynamisch ineinander überführt.

selbstgewählte
Impulse zur
Pflege eines
gesunden
Sinneslebens

Die für den Krebskranken als typisch beschriebene
Erstarrung kann oft in einem Unrhythmisch-Werden des
Tagesverlaufs der Körpertemperatur erfaßt werden. Hier kann
ein physisches Korrelat eines intimeren Vorganges auf der
Ich-Ebene "meßbar" erfaßt werden. Dies hat Kosequenzen für
die Therapie, die noch besprochen werden sollen. Es wird
wiederholt darauf hingewiesen, daß sich bei Krebskranken in
der Vorgeschichte auffallend wenig fieberhafte Erkrankungen
finden (eine Literaturübersicht findet sich bei D. Lehmann[4];
eine ausgezeichnete Studie zum Zusammenhang zwischen
dem Fehlen von Kinderkrankheiten und späterer Karzi-
nomerkrankung wurde von Schweizer anthroposophischen
Ärzten durchgeführt (Albonico, H.U.: Häufigkeit fieberhafter
Infektionskrankheiten in der Vorgeschichte von Karzinompatienten. Interner Bericht 1995. Vereinigung anthroposophisch orientierter Ärzte in der Schweiz.)). Gerade das Fieber
kann jedoch Erstarrungen auflösen. Es sei noch erwähnt, daß
auch andere Körperfunktionen beim Krebskranken aus ihrem
natürlichen Rhythmus fallen und starr werden können, beispielsweise gilt dies zum Teil für die Säureausscheidung im
Urin.

Nicht immer lassen sich Ursachen für die Erkrankung finden, die in der Persönlichkeit des Kranken selbst liegen. Oft
entsteht der Eindruck, daß die Umgebung erheblich zum

Überpersönliches
als mögliche
Krankheits-
ursache

---

4) *Lehmann, D.: Fieberkrankheiten und Tumorentstehung,
Der Merkurstab 45 (1992), S. 193-199*

Krankheitsausbruch beigetragen hat. Dies gilt sowohl für den "physischen" Aspekt (Mutagene, Strahlenbelastung etc.) wie auch für das menschliche Umfeld, das z. B. bestimmte Impulse des Patienten immer wieder unterdrückt hat. Letztlich bildet sich die Disposition zur Krebskrankheit aus der Auseinandersetzung des betroffenen Menschen, der sein inneres Schicksal mitbringt, mit dem ihm von außen, von seiner Umgebung her Entgegenkommenden. Diese äußeren Einflüsse können von der Ernährung über Erlebnisse und Lebensereignisse bis zu der Erziehung, die der Mensch erhalten (oder erlitten) hat, reichen. Hieraus erklärt sich aber auch die große Vielfalt und der individuelle Charakter der möglichen "Vorgeschichten" einer Krebskrankheit. Weder innere noch äußere Gegebenheiten müssen zwangsläufig zur Krankheit führen, aber die individuell nicht gelungene Begegnung beider kann zur Grundlage der Krankheit werden.

Nicht immer ist die Krankheit aus dem für uns erfaßbaren Leben des Kranken zu erklären. Krebskrankheit kann auch als Menschheitsproblem verstanden werden, als "Zeitkrankheit", deren umfassende Behandlung zu einer Heilung unserer nur auf das Materielle gerichteten Lebensweise beitragen kann. Gerade bei der Erkrankung von Kindern kann immer wieder erlebt werden, daß die Auseinandersetzung mit der Krebskrankheit zu einer "Heilung" auch der Umgebung führen kann. Ein ausführlicher Beitrag über das ärztliche Gespräch in der Behandlung von Krebspatienten wurde von A. Korselt verfaßt[5].

Wärmerhythmik

Beachtung der Temperaturrhythmik als diagnostische und therapeutische Hilfe

Die Durchdringung des Leibes durch die Individualität des Menschen zeigt sich unter anderem an seiner Wärme. Aktivität führt zur Wärmeentfaltung. Physiologisch ist beim ruhenden Menschen ein Kerntemperaturminimum am Morgen und ein Maximum in den Spätnachmittagsstunden. Die Ampli-

5) Korselt, A.: Beitrag über das ärztliche Gespräch in der Behandlung der Krebspatienten, Merkurstab 50 (1997)

tude im Tageslauf beträgt ca. 0,5 bis 1°C. Krebskranke und -gefährdete zeigen oft eine insgesamt niedrige mittlere Temperatur und eine mehr oder minder ausgeprägte Aufhebung des Tagesrhythmus. Eine Rhythmisierung bzw. Vergrößerung der Temperaturamplitude sowie eine Anhebung der mittleren Tagestemperatur kann neben einer Beobachtung des Allgemeinbefindens und der üblichen tumorspezifischen Parameter (z. B. Tumorgröße, Lymphknotenstatus, Tumorantigene) zur Therapieüberwachung genutzt werden.

Vorgehensweise

Die Temperaturmessung wird *rektal* oder, falls dies nicht möglich ist (z. B. nach Rektumexstirpation), oral auf 0,1°C genau durchgeführt. Die erste Messung sollte vor dem Aufstehen, die zweite *spätnachmittags oder abends nach 15 - 20 Minuten Liegen (!) erfolgen.*

Die vorherige Ruhe ist unbedingt erforderlich, da körperliche Aktivität erheblichen Einfluß auf die Körpertemperatur hat. Die Festlegung des abendlichen Messzeitpunktes soll der Situation des Patienten angepaßt werden. Sie sollte jedoch

1. jeden Tag zur *selben Zeit,*
2. nicht vor 15 Uhr,
3. nicht nach 20 Uhr erfolgen.

Zu Beginn der Behandlung und gelegentlichen Kontrolle empfiehlt sich eine Temperaturmessung im Tageslauf alle 1 bis 2 Stunden während der Wachphase, da hierdurch individuelle Verschiebungen der Gipfelpunkte erfasst werden können, die ggf. zu berücksichtigen sind. Der Einfachheit halber sollte man dem Patienten Temperaturprotokolle mitgeben, in die er auch sein sonstiges Befinden eintragen kann. Bei einigen Firmen, die Mistelpräparate herstellen, können Temperaturprotokollhefte für die Abgabe an die Patienten angefordert werden (Adressenverzeichnis am Ende des Kapitels).

Therapie

Misteltherapie

Neben den bereits genannten nicht-medikamentösen Behandlungsmöglichkeiten steht die **Misteltherapie** im Zentrum der anthroposophischen Krebstherapie. Die Mistel wurde von Rudolf Steiner in die Behandlung der Krebskrankheit eingeführt. Umfangreiche Forschung der letzten Jahrzehnte hat eine faszinierende Vielfalt von Wirkungen dieser Pflanze aufzeigen können: So wirkt die Mistel gleichermaßen zytostatisch auf Tumorzellen (u. a. indem sie die Apoptose, die Selbstauflösung der Zellen, anregt) und immunstimulierend, sie wirkt DNA-stabilisierend z. B. auf Leukozyten, was die Nebenwirkungen von Strahlen- u. Chemotherapie mindert, verstärkt aber die Wirkung dieser konventionellen Therapieformen auf Tumorzellen.

Schmerzstillende Effekte können in späteren Krankheitsstadien hilfreich sein. Für den therapeutisch mit der Mistel umgehenden Arzt ist darüber hinaus evident, daß die Mistel dabei mithelfen kann, eine erstarrte Lebenssituation in neue Entwicklung zu führen, indem sie die Präsenz des Menschen fördert. Es stehen Päparate verschiedener Hersteller zur Verfügung (Iscador, Helixor, AbnobaViscum, Isorel), im folgenden ist in erster Linie von dem **Iscucin** der WALA die Rede, weil der Verfasser damit die größte Erfahrung hat und sich ihm dieses Präparat bewährt hat, insbesondere weil hier auch höhere Potenzierungen zur Verfügung stehen.

Die angeführten Gesichtspunkte gelten meist für alle genannten Präparate, da zum Teil jedoch abweichende Dosierungsvorschläge gemacht werden, sei hier auf die Literatur der einzelnen Firmen verwiesen. Adressen der Hersteller befinden sich im Anhang. Bei der Auswahl der Mistelpräparate spielen häufig persönliche Präferenzen und Erfahrungen des Verordners eine Rolle. Es kann jedoch darüber hinaus versucht werden eine gewisse Ratio nach den Unterschieden in den Herstellungsprozessen und den damit verbundenen feinen Varianten in der menschenkundlichen Auswirkung in die Entscheidung einzuführen.

Die Mistel zeigt in mancher Hinsicht Tumorverwandtschaft: Sie wächst als Halbschmarotzer auf ihrem Wirtsbaum, ohne in ihrer Gestalt Umgebungswirkungen aufzugreifen. Anders als andere Pflanzen formt sie sich nicht in der Begegnung von Licht und Schwere, sondern entfaltet als Kugelbusch eine Eigengesetzlichkeit, die sich so wenig um ihre Umgebung kümmert wie der Tumor. In weitgehender Emanzipation von den Jahreszeiten entfaltet sie darüber hinaus individuelle Rhythmik. In vielen morphologischen, chemischen und physiologischen Aspekten bleibt sie tumorähnlich undifferenziert, "embryonal." Ihr Senker invadiert die Grenzen des Baumes und findet Anschluß an dessen Gefäßsystem. Obgleich der Senker im Dunkel des Bauminneren wächst, bleibt er grün, was wiederum ein Beleg für mangelnde Umgebungswahrnehmung und Differenzierung ist.

Die Mistel kann als Naturbild der Tumorerkrankung aufgefasst werden. Auf den Menschen kann sie polar wirken: Präparate, die die Misteleinseitigkeit im Verhältnis zur Gesamtnatur besonders erhalten und steigern (meines Erachtens gilt dies z. B. für AbnobaViscum) sowie konzentrierte Mistelextrakte wirken zum Teil unmittelbar zytotoxisch und fordern den Organismus stark zu einer Überwindung des "Mistelhaften" heraus. Dies kann sich z. B. in starker lokaler Entzündung mit Auflösung eines Tumors nach lokaler (z. B. intratumoraler) Injektion äußern. Andere Präparate, wie das Iscucin, betonen *im Herstellungsvorgang* selbst mehr die Überwindung, die "Heilung" der Einseitigkeit. Sie wirken eher "immunmodulierend" und "durchwärmend" (während Prof. Dr. V. Fintelmann das erstgenannte Prinzip als "giftend" charakterisiert hat). Meines Erachtens werden durch diesen

Therapieansatz stärker auch innere Verwandlungsprozesse angeregt. Es eignet sich dieser Ansatz auch besonders für geschwächte Patienten, die vom erstgenannten Prinzip überfordert werden können, was im Einzelfall auch zu einer Verschlechterung führen kann. Generell haben alle Präparate aber beide Wirkungsmöglichkeiten - "wärmend" *und* "giftend" -, wenn auch mit unterschiedlichen Akzenten. Durch die Dosierung kann der Therapeut individuelle Schwerpunkte setzen (z. B. konzentriert - giftend, potenziert - wärmend). Um mit der Mistel nicht nur schematisch, sondern individuell abgestimmt umgehen zu können, muß man sie kennenlernen und ein inneres Erlebnis von ihr entwickeln.

Wirtsbaumwahl

Die Mistel wächst wie erwähnt als Halbschmarotzer auf unterschiedlichen Baumarten, die ihrer Wirksamkeit eine jeweils unterschiedliche Tönung verleihen. Die Wahl der auf einer spezifischen Wirtsbaumart gewachsenen Mistel für den einzelnen Patienten kann von verschiedenen Aspekten ausgehen, teilweise sind die Beziehungen auch noch hypothetisch und es bedarf diese Frage noch der Forschungsarbeit. Die verschiedenen Hersteller von Mistelpräparaten geben unterschiedliche Hinweise zur Wirtsbaumwahl, die den jeweiligen Anwendungsanleitungen entnommen werden können. Hier können nur einige erste Gesichtspunkte für die Praxis gegeben werden, die der Verfasser für sich als wertvoll erfahren hat: Man kann versuchen, den Wirtsbaum nach dessen Wesen zu wählen. Bei Männern (oder bei sehr männlichen Frauen) wird man *eher* Viscum Abietis (von der Tanne) und Quercus (von der Eiche), bei Frauen (oder bei sehr weiblichen Männern) *eher* Mali (vom Apfelbaum) und Tiliae (von der Linde) einsetzen.

für Männer *eher* Viscum Abietis oder Quercus, für Frauen *eher* Mali oder Tiliae

Nach dem Ursprungsorgan des Karzinoms kann man grob folgende Orientierung geben:

130

Verdauungskanal	Viscum Abietis, Viscum Quercus
Bronchialsystem	Viscum Quercus (Plattenepithel-Karzinom) Viscum Tiliae (Adeno-Karzinom)
Mamma	Viscum Mali (prämenopausal) Viscum Pini (postmenopausal)
Endometrium, Ovar	Viscum Mali
Cervix	Viscum Pini, Viscum Mali
Niere, Blase	Viscum Salicis (eher bei Männern) Viscum Tiliae (eher bei Frauen)
Prostata	Viscum Populi, Viscum Quercus
Haut	Viscum Pini
Gehirn	Viscum Pini

Immer wieder hat sich gezeigt, daß bei unzureichender Wirkung der Behandlung eine Umstellung auf einen anderen Wirtsbaum zum Erfolg führte. Als besonders durchwärmend erschien dabei mehrfach Iscucin Tiliae und Crataegi.

Die **Iscucin-Präparate** werden in "Stärken" geliefert, die folgenden Verdünnungsgraden der Ursubstanz entsprechen

Iscucin-Stärke	H	G	F	E	D	C	B	A
Konzentration	20^{-1}(=5%)	20^{-2}	20^{-3}	20^{-4}	20^{-5}	20^{-6}	20^{-8}	20^{-10}

Anwendungsweise

Die Misteltherapie kann auch schon eingesetzt werden, wenn eine Geschwulst noch nicht nachweisbar ist. Der gesamte Lebenszusammenhang des Patienten - unübersteigbare Hemmungen Neues zu beginnen, gewisse Depressionen, Zustände nach seelischen Schocks, Auffälligkeiten der Temperaturkurve, Veränderungen des Schlafes etc. - können auf eine funktionelle Kanzerose hinweisen. Solche Symptomenkomlexe bestehen oft schon Jahre vor der Manifestation einer Geschwulst als funktionelle Vorstufe. Die Geschwulst ist unter diesem Aspekt dann das letzte Stadium der Krebserkrankung.

Ergänzung der Strahlen- und Chemotherapie

In jedem Fall sollte die Behandlung sich aber möglichst bald an die Diagnose einer malignen Geschwulst anschließen. Die Misteltherapie kann während einer Chemo- oder Radiotherapie fortgeführt werden und lindert häufig deren Nebenwirkungen. Ebenso wie unmittelbar vor und nach einer Operation sollten dabei aber im allgemeinen keine höheren Iscucin-Stärken als D gegeben werden, d. h. Stärke A, B, C oder D. Bei anderen Mistelpräparaten richte man sich nach den Angaben der Hersteller.

Zeitpunkt, Ort

Die Präparate werden meist am Spätnachmittag oder Abend s.c. in Tumornähe bzw. in die Headsche Reflexzone injiziert, die dem primär befallenen Organ entspricht. Eine zweimal wöchentliche Gabe hat sich bewährt. Bei fortgeschrittenen Fällen kann auch eine 3 x wöchentliche Gabe sinnvoll sein.

In fortgeschrittenen Stadien kann eine Infusionstherapie mit einer Steigerung der Wirksamkeit verbunden sein. Über erstaunliche Wirkungen wurde auch nach intratumoraler Applikation berichtet. Diese Anwendungsarten sollte jedoch nur von Ärzten durchgeführt werden, die über größere

132

Erfahrung mit der Misteltherapie verfügen, da Überdosierungen hier relativ leicht zu schwerwiegenden Reaktionen (s.u. "Therapierisiken") führen können. Auf die unter "Dosisfindung" dargestellte subtile Beobachtung der Reaktion des Patienten ist hier besonders zu achten. Bei der Infusions-Therapie mit Iscucin werden kaum höhere Stärken als D, allenfalls E benötigt.

Bei der Infusion wird die jeweilige Misteldosis in 250 ml einer Elektrolytlösung (Glucoselösungen scheinen uns ungeeignet) gelöst und innerhalb einer Stunde infundiert. Auch wenn bei vorheriger subkutaner Verabreichung höhere Konzentrationen vertragen wurden, ist bei Umstellung auf Infusionen mit der niedrigsten Dosis (Stärke A) zu beginnen. Es hat sich bewährt, die Infusionslösung im Wasserbad auf ca. 40° C zu erwärmen und durch Umhüllung von Infusionsflasche und Infusionssystem durch Alufolie vor Auskühlung zu schützen. Gerade bei einer Therapie die den schwachen Wärmeorganismus anregen soll, ist zunächst die Infusion größerer Mengen kühler Lösungen nachteilig.

Die Infusionstherapie ist nicht offiziell zugelassen und liegt in der vollen Verantwortung des Durchführenden.

Dosisfindung

Nachdem über eine Woche die Temperaturkurve ohne Mistelverabreichung ermittelt wurde, injiziert man Stärke A. Zwei Stunden nach der Mistelinjektion sollte erneut die Temperatur gemessen werden. Liegt die Temperatur dann mehr als 0,7°C über der ersten Temperaturmessung, wird dadurch eine *Rhythmisierung der Tagestemperaturkurve mit höherer Amplitude als 0,5°C* erreicht, oder kommt es zu einer *Anhebung der mittleren Tagestemperatur* um mehr als 0,5° C, so kann die Behandlung mit dieser Stärke fortgesetzt werden. Gleiches gilt, wenn es zu einer auffälligen Verbesserung des

Temperaturverhalten und Befinden als wichtige Leitschnur

133

Allgemeinbefindens, zur Verringerung von Schmerzen etc. kommt. Auch in einem allgemeinen Wärmegefühl (das einer objektiven Temperaturänderung vorangehen kann) oder einer verbesserten Wahrnehmungsfähigkeit für den eigenen Wärmeorganismus (z.B. Empfindung der eigenen Auskühlung und deshalb Tragen wärmerer Kleidung) kann sich eine Mistelwirkung zeigen. Auch ein Anstieg der Lymphozyten- und Eosinophilenzahl im Differentialblutbild sowie ein Anstieg der "Natürlichen Killer-(NK)-Zellen" kann als Zeichen einer guten Mistelwirkung gedeutet werden. Sollte es nicht zu den genannten Reaktionen kommen, wird nochmals Stärke A, dann B etc. injiziert, bis die genannten Kriterien erfüllt sind. Die sogenannten "Potenzreihen" I und II der WALA, in denen die Stärken A bis D bzw. E bis G enthalten sind, erleichtern die Dosisfindung, ähnliche "Reihen" werden von den anderen Herstellern geliefert. Die Reihen sind zur Erleichterung der *individuellen* Dosiswahl gedacht, in der Regel aber nicht dazu, schematisch in steigender Dosierung angewendet zu werden. Ist die individuell richtige Stärke gefunden, so kann diese zur weiteren Therapie benützt werden, bis ggf. eine Dosisanpassung erforderlich ist. Über- und Unterdosierungen können sich durch ähnliche Phänomene - Verschlechterung des Befindens, Einengung der Temperaturkurve etc. - ankündigen. Meist empfiehlt es sich, um jeweils

Variation der Dosis

eine Stärke um die "optimale" Stärke zu pendeln: z. B., falls sich Stärke C als richtig herausgestellt hat: B - C - D - C - B - C etc. Wenn es nicht gelingt, eine ausreichende Wirkung zu erzielen, so kann durch 'Überspringen' einer Stärke (z. B. B - D - B) oft eine Intensivierung erreicht werden.

In letzter Zeit beginnt sich die Gabe von auf Lektine standardisierten Mistelpräparaten zu verbreiten, für die zum Teil eine einheitliche Dosierung für alle Patienten empfohlen wird. Dies entspricht zwar der Verordnungspraxis der konventionellen Medizin, ist aber meines Erachtens bei der

Krebskrankheit, die ganz individuelles Behandeln erfordert, inadäquat und zum Teil gefährlich. Die theoretischen Grundlagen solcher einheitlichen Dosierungsempfehlungen sind sehr dürftig, meines Erachtens handelt es sich hier um einen therapeutischen Rückschritt. Unlängst wurde von A. Preisfeld[6] durch Bestimmung der komplementvermittelten Zytotoxizität nachgewiesen, daß nicht nur für jeden Patienten eine individuelle Dosierung erforderlich ist, sondern auch, daß diese häufig bei den höheren Potenzen (bzw. niedrigeren Stärken) liegt.

Die Abbildung auf S. 136 zeigt ein Beispiel einer typischen Temperaturkurve bei Einleitung einer Misteltherapie, 44jährige Patientin mit Mamma-Ca. (Die Abbildung beruht großenteils auf Originaldaten, Lücken wurden aber der Übersichtlichkeit wegen sinnentsprechend ergänzt).

Die Temperaturkurve zeigt zunächst eine fast vollständige Starre bei niedriger mittlerer Temperatur. Diese Patientin erhielt Iscucin Pini. Im Verlauf der Dosissteigerung kommt es zu einer zunehmenden Rhythmisierung mit guter Amplitude und ansteigendem Temperaturmittelwert. Eine weitere Dosissteigerung (Stärke E) führte zum Zusammenbruch der Amplitude. Bei der anschließenden Dosisreduktion bleibt die Kurve zunächst auch nach Gabe einer zuvor günstigen Stärke (St. D) starr, erst bei weiterer Dosisreduktion ist wieder eine Rhythmisierung zu erreichen.

Bei Hirntumoren und Metastasen wurde oft die Befürchtung geäußert, daß die Anregung einer Entzündungsreaktion um den Tumor zu einem Hirnödem führen könne. In der Praxis scheint dies allenfalls sehr selten vorzukommen. Einzelne Therapeuten haben sehr gute Erfolge mit einer s. c. Injektion von **AbnobaViscum** in den Nacken gesehen, ver-

[6] A. Preisfeld: *Influence of aqueous mistletoe preparations on humoral immune para meters with emphasis on the autotoxicity on human complement in breast cancer patients. Forsch. Komplementärmed. 4 (1997) 124-128*

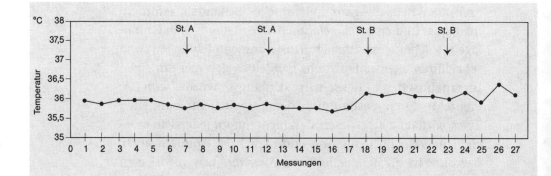

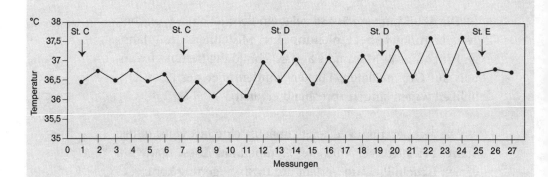

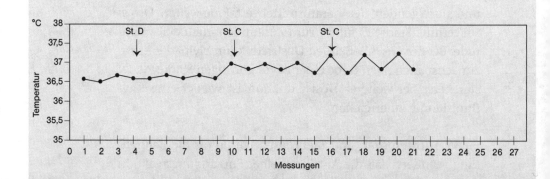

Typische Temperaturkurve bei
Einleitung einer Mistelbehandlung

breiteter ist aber bei diesen Tumoren eine orale Mistelgabe, die ebenfalls zum Teil zu außergewöhnlichen (wenn auch leider seltenen) Erfolgen geführt hat. **Iscador Pini 5%** steht dafür in Tropfflaschen zur Verfügung, **Iscucin Stärke H** kann, in einer Spritze aufgezogen, gut tropfenweise dosiert werden. Bewährt hat sich ein "Sägezahnschema", bei dem die Dosis täglich um einen Tropfen gesteigert wird, am 7. Tag macht man eine Pause, um am 8. Tag erneut mit niedriger Dosierung zu beginnen. In der eigenen Praxis bestand öfter der Eindruck, daß damit auch das bei Astrozytomen sehr hohe Rezidivrisiko (zumal oft bei der Operation größere Tumormassen belassen werden müssen) nennenswert gesenkt werden kann. Gleichzeitig können im EEG die häufigen Zeichen erhöhter zerebraler Erregbarkeit gedämpft werden. Bei der Epilepsie hat die Mistel ja ein traditionelles Einsatzgebiet.

Bewährt hat es sich, die Injektionen zweimal wöchentlich zu geben, bei einer prophylaktischen Misteltherapie kann auch eine einmalige wöchentliche Gabe ausreichend sein. Die Beachtung gewisser *Rhythmen* und ein Einhalten von *Therapiepausen* ist sinnvoll. Ebenso wie bei der Dosierung sollten diese individuell gehandhabt werden. Dazu kann wiederum die Temperaturkurve eine Hilfe sein. Einige Gesichtspunkte lassen sich hier anführen:

Bedeutung von Rhythmen

Patienten mit fortgeschrittener Krebskrankheit vertragen längere Pausen häufig schlecht. Bei diesen Patienten sollte die Behandlung ohne Unterbrechung erfolgen.

Von Rudolf Steiner wurde ein 7er-Rhythmus empfohlen:

7er-Rhythmik

Nach 7 Injektionen folgt eine Therapiepause von ein bis zwei Wochen. Danach kommen wieder 7 Injektionen, erst dann ist ein Behandlungszyklus abgeschlossen.

137

Von diesem Schema sind jedoch mannigfache Variationen möglich. Immer muß hier das Befinden und der Zustand des Patienten leitend sein, dies gilt auch für die Frage, *wann die Therapie beendet werden sollte.*

Solange noch Tumoren nachweisbar sind, wird man selbstverständlich die Therapie nicht unterbrechen. Nach erfolgreicher Tumortherapie sollte mindestens zwei Jahre lang behandelt werden, dann kann - unter weiterer Beobachtung von Befinden und Temperaturkurve - längere Zeit pausiert werden. Beobachtet man aber eine allmähliche Abflachung der Kurve oder verschlechtert sich das Befinden, so sollte die Behandlung, wieder einschleichend dosierend, erneut aufgenommen werden. Besonders gefährdend für ein Wiederaufflackern der Krankheit sind Zeiten nach *physischem* oder *psychischem Trauma.*

Die Erfahrungen sprechen dafür, daß zumindest zwei Behandlungszyklen zu 14 Injektionen im Jahr auch langfristig sinnvoll sein können.

Therapierisiken

Wenn eine behutsame, individuelle Dosisfindung beachtet wird, lassen sich gefährliche Wirkungen praktisch immer vermeiden. Bei zu hoher Dosierung können aber bei empfindlichen Patienten Hautreaktionen mit Rötungen von mehr als 2 cm Durchmesser auftreten. Durch eine Dosisreduktion, der später wieder eine vorsichtige Steigerung folgen kann, lassen sich diese dann vermeiden. Letztlich sind auch sie wohl Ausdruck einer Verbesserung der Immunitätslage des Patienten. Selten wurden bei brüsker und schematischer Dossteigerung passagere Blutdruckabfälle beobachtet. Sie werden als dosisabhängige Histaminliberationen (also als pseudoallergische Reaktionen) gedeutet, die ebenfalls durch

Dosisreduktion nachfolgend vermieden werden können. Selten ist auch ein Wechsel des Wirtsbaumes erforderlich.

Da sich aber echte allergische Reaktionen nicht prinzipiell ausschließen lassen, sollten die zur Behandlung eines anaphylaktischen Geschehens erforderlichen Medikamente und Geräte bereitgehalten werden.

Anaphylaxie

Wird nicht auf die dargestellten Kriterien bei der Einstellung geachtet und überhöht dosiert, so kann es zu einer Immunsuppression mit Verschlechterung des Befindens und Zunahme des Tumorwachstums kommen.

Wird die Behandlung längere Zeit gut vertragen, so ist es ohne weiteres möglich, dem Patienten die Selbstinjektion beizubringen, damit er vom Arzt unabhängiger werden kann. Es soll jedoch nicht vergessen werden, daß die Injektion immer auch die Möglichkeit zu Begegnung und Gespräch mit dem Patienten schafft, was in diesem Fall auf anderem Wege gesucht werden muß.

Selbstinjektion nach ärztlicher Therapieeinleitung möglich

Begleittherapie

Beseitigung von Therapiehindernissen

Mit Recht wird immer wieder betont, daß eine Reihe von Einflüssen die Wirksamkeit einer Krebsbehandlung behindern können. Sicherlich gilt dies für ein sogenanntes "Herdgeschehen", wobei insbesondere Zahnherde (Granulome, chronische Pulpitis, wurzelbehandelte Zähne), aber auch chronische Sinusitiden und Tonsillitiden eine solche Belastung für den Organismus darstellen können, daß eine ausreichende Tumorabwehr dadurch behindert wird. Neben den konventionellen (z. B. radiologischen) Untersuchungsmaßnahmen haben sich einige "alternativ-medizini-

"Herdgeschehen"

sche" Verfahren, wie die Thermoregulationsdiagnostik oder die Elektroakupunktur, zur Herddiagnostik bewährt, wenngleich deren Wirkungsmechanismus noch teilweise unverstanden ist. Ob etwa bestehende Herde noch arzneilich behandelt werden können oder einer chirurgischen Therapie zugeführt werden müssen, kann nur vom Erfahrenen beurteilt werden. In diesem Zusammenhang muß auf die Fachliteratur verwiesen werden. Im Einzelfall ist immer zu bedenken, ob die Belastung durch die Therapie für den Tumorkranken nicht größer ist als diejenige durch das Herdgeschehen selbst. Jedenfalls sollte im Regelfall im unmittelbaren Anschluß an eine Operation, Bestrahlung oder Chemotherapie ein zusätzlicher Eingriff vermieden werden. Über eine mögliche unterstützende Begleittherapie s. das Lehrbuch von Kramer[7], ein Kompendium der Arbeitsgemeinschaft anthroposophischer Zahnärzte kann über die Gesellschaft Anthroposophischer Ärzte Stuttgart, Fachgruppe anthroposophischer Zahnärzte, Dr. H. Runte, Marienstr. 21, 72827 Wannweil, Tel. 0 71 21 / 5 29 53 angefordert werden.

Keine belastenden Maßnahmen nach eingreifenden Therapien

Belastung durch unverträgliche Metalle im Zahnbereich

Ähnliche Gesichtspunkte gelten für das Problem der Amalgamfüllungen, die - insbesondere bei unsachgemäßer Ausführung - den Kranken durch eine ständige Quecksilberabgabe belasten können. Eine solche Giftfreisetzung kann bei Vorhandensein verschiedener Metalle (z. B. Gold und Amalgam) im Mund als sicher angenommen werden. Hierbei treten zusätzlich elektrische Potentiale im Mundraum auf, die im Einzelfall ebenfalls schädlich wirken können. Für den Nachweis einer Quecksilbervergiftung stehen bestimmte Mobilisationstests zur Verfügung. Da während einer Amalgamentfernung besonders hohe Quecksilbermengen freigesetzt werden, ist dabei eine "Ausleitungstherapie" erforderlich (Einzelheiten s. im entsprechenden Kapitel dieses Handbuches). Auch hier sollte beim geschwächten Patienten oder während einer raschen Tumorprogression Zurückhaltung geübt werden.

7) *Kramer, F.: Lehrbuch der Elektroakupunktur, Bd. IV, Heidelberg 1981*

Ob bestimmte lokale terrestrische Gegebenheiten ("Erdstrahlen", elektromagnetische Felder) Einfluß auf eine Tumorerkrankung haben, ist umstritten, dennoch mag es im Einzelfall sinnvoll sein, auch einen solchen möglichen Faktor zu untersuchen und (beispielsweise durch Verlagerung der Bettstelle) ggf. auszuschließen zu versuchen.

"Erdstrahlen"

Lebensführung

Neben der - nachfolgend dargestellten - medikamentösen Therapie kann aber auch durch die Lebensführung des Patienten wesentlich Einfluß auf den Krankheitsverlauf genommen werden. Die Bedeutung einer Besinnung auf die eigentlichen Lebensziele mit einer eventuellen Änderung der Gewichtung einzelner Aktivitäten (z. B. Aufnahme künstlerischer Betätigung, Beschäftigung mit geisteswissenschaftlichen Inhalten, mehr Gemeinsamkeit mit der Familie etc.) wurde bereits betont. Aber auch eine Vermehrung der körperlichen Aktivität (möglichst im Freien), die zu einer Anregung der eigenen Wärmebildung führt, ist zu empfehlen.

Wandel der Gewichtung der Lebensziele

vermehrte körperliche Aktivität

Die Ernährung sollte nicht zu reich an Eiweiß (möglichst vegetarisch) und freien Zuckern sein. Es sollte versucht werden, Getreide, Obst und Gemüse zu verwenden, die von Pflanzen stammen, welche durch einen biologisch-dynamischen Anbau in ihrer Lebenskraft gestärkt wurden. Diese Anbauweise fördert die Beziehung der Pflanzen zu den ordnenden kosmischen Kräften, was auch dem Kranken, dessen innere Ordnungskraft schwach geworden ist, zugute kommt. Durch Verzicht auf Biozide wird eine zusätzliche Belastung des Organismus vermieden.

keine eiweiß- und zuckerreiche Kost, wenig verarbeitete Nahrungsmittel biologisch-dynamischer Herkunft bevorzugen

Zumindest ein wenig frische, ungekochte Nahrung sollte Bestandteil jeder Mahlzeit sein. Kieselreiche Nahrungspflanzen, wie die Hirse, sind von Vorteil, Nachtschattengewächse wie Kartoffeln, Tomaten, Paprika oder Auberginen sollten eingeschränkt, besser noch gemieden werden.

Frischkost und kieselreiche Ernährung einbeziehen - Nachtschattengewächse meiden. Bitter-Pflanzen zur Stärkung der Leber

Zur Unterstützung der Leberfunktion ist die häufige Verwendung kleiner Mengen bitterer Pflanzen wie Chicoree oder Radicchio günstig, auch Artischocken regen die Leber an. Ernährungsratschläge für Tumorkranke wurden zusammen mit Rezeptvorschlägen von Dr. H. Werner[8] herausgegeben, für den grundsätzlich Interessierten sei das Buch von Bircher[9] empfohlen.

Eine rhythmische Tageseinteilung, die neben Zeiten der Aktivität regelmäßige Ruhephasen einbezieht, ist wichtig. In diesem Zusammenhang kann auch durch eine kurze Mittagsruhe, evtl. ergänzt durch einen feucht-warmen Leberwickel, das Allgemeinbefinden häufig günstig beeinflußt werden.

Medikamentöse Begleittherapie

Neben der Behandlung mit der Mistel ist eine Begleittherapie unerläßlich. Hier kann die seltene Gabe des Konstitutionsmittels des Patienten große Bedeutung haben. Das erfordert ein Vertrautsein mit der Homöopathie. Hinweise hierzu gehen über den Rahmen der vorliegenden Schrift hinaus.

Organpräparate

Die Therapie mit **potenzierten Organpräparaten** hat einen großen Stellenwert. Diese Präparate werden in mannigfacher Differenzierung von der Firma WALA angeboten, einige Organpräparate wichtiger Organe liefert auch die Firma WELEDA. Eine ausführliche Darstellung dieser Therapieform

Hygiene im Rhythmus von Aktivität und Ruhe

[8] Werner, H.: Ernährungsratschläge für Gesunde und Tumorkranke mit Rezeptvorschlägen, Niefern, Tycho de Brahe Verlag 1988
[9] Bircher-Benner, M.: Mein Testament - vom Werden des neuen Arztes. Bircher-Benner Verlag 1989

durch den Verfasser ist in der Zeitschrift "Der Merkurstab" erschienen[10]. Ein Sonderdruck kann bei der Fa. WALA angefordert werden. Es gibt u. a. folgende Therapieprinzipien im Umgang mit diesen Mitteln:

1. Das *Ansprechen des erkrankten Organs* selbst.
In ihm ist gleichsam ein Bereich so "leblos" geworden , daß er sich mit einem dem Gesamtorganismus gegenüber "fremden" Leben erfüllen konnte. Um die Organvitalität anzuregen und den Organismus wieder für das Organ zu "interessieren", soll wöchentlich das homologe Organpräparat in niedriger Potenz (z. B. der D6 oder rhythmisch wechselnd, z. B. D6, D8, D10, D8, D6 usw.) gegeben werden, z. B. beim Bronchial-Karzinom das Organpräparat Bronchi Gl (oder auch Pulmo Gl), beim Rektum-Karzinom das Organpräparat Rectum Gl (oder Tunica mucosa recti Gl).

homologes Organpräparat

2. Die *immunologisch bedeutsamen Organe* können durch die jeweiligen Organpräparate angesprochen werden, also insbesondere durch **Thymus Gl, Lien Gl, Nodi lymphatici Gl** (v. a. bei lymphonodulärer Metastasierung), **Folliculi lymphatici aggregati Gl** (bei intestinalen Tumoren). Auch hier sollen im allgemeinen tiefe Potenzen eingesetzt werden, z. B. kann in wöchentlichem Wechsel eines der genannten Präparate gegeben werden. Günstig ist hier auch das Mischpräparat **Reticuloendotheliales System Gl**, das sich aus embryonalem Gewebe aus Thymus, Nodi lymphatici, Medulla ossium, Lien und Hepar zusammensetzt. Geeignet und preisgünstig ist auch **Lien comp.**, das neben Mesenchym und Lien durch das Organpräparat Renes zusammen mit Equisetum und Cichorium die Ausscheidung anregt. Bei metastasierenden Karzinomen oder Karzinomen hoher Malignität kann auch **Thymus/Mercurius** (WALA) gegeben werden.

Präparate immunologischer Organe

---

[10] *Sommer, M.; Gezielte organotrope Therapie des Karzinompatienten, Der Merkurstab 3/1996, S. 193-206*

3. Eine Sonderstellung nimmt das Organpräparat **Amnion Gl** ein.

Im postnatalen Leben gibt es zu diesem vom Embryo aufgebauten eigenständigen Organ keine Entsprechung mehr. In der Embryologie zeigt sich jedoch, daß alle Differenzierung von der Peripherie ausgeht, wobei unseres Erachtens dafür dem Amnion eine besondere Bedeutung zukommt. Der Kieselgehalt des Amnions ist der höchste aller Organe. Mit der Gabe von Amnion in hoher Potenz wird an die nicht organgebundenen differenzierenden Kräfte im Organismus appelliert. Von Rudolf Steiner wurde eine Beziehung des Amnions zum sogenannten Bildekräfteleib geschildert[11]. Bewährt hat sich die wöchentliche Gabe von **Amnion Gl D30** oder **D12** (unter Umständen i. v.) bei einer Vielzahl von Karzinomen.

Kieselpräparate

Insbesondere H.-H. Vogel wies immer wieder auf die Bedeutung des Kiesels in der Krebstherapie hin. Die Kieselsäure, die zur Polymerisation und zur Sol- und Gelbildung tendiert, weist darin eine gewisse Verwandtschaft zur Bindegewebsgrundsubstanz auf, die für die Vermittlung von Differenzierungsimpulsen maßgeblich ist. Gerade die nicht strukturierte, in einem merkurialen, 'metastabilen' Zustand gehaltene Substanz ist besonders aufnahmefähig für ordnende Impulse. In der Natur wird dies in den Formbildungen der Achate anschaubar, die sich ursprünglich einem Kieselgel eingeprägt haben. Im Organismus bildet die Kieselsäure die physische Grundlage der organgestaltenden Ich-Organisation[12]. Für die Mesenchymtheorie des Karzinoms (s. Vogel l. c.) ist diese Grundsubstanz der Schauplatz der primären Störung im

---

11) Steiner, R.: Physiologisch-Therapeutisches auf der Grundlage der Geisteswissenschaft. Vortrag vom 23.04.1924 in Dornach, GA 314, Dornach 1989

12) Steiner, R., Wegman, I.: Grundlegendes zu einer Erweiterung der Heilkunst. Rudolf-Steiner-Verlag, Dornach 1984; IX. Kapitel

Krebsgeschehen. Moderne Forschung bestätigt die Annahme, daß es bei der Krebsentstehung zu einer "Kommunikationsstörung" zwischen Zelle und Grundsubstanz kommt[13]. In der Wärmebedürftigkeit des Silicea-Konstitutionstyps zeigt sich die Unfähigkeit, mit den Kieselprozessen richtig umzugehen. Vom Nicht-umgehen-Können mit dem Kiesel zeugt auch die Ablagerung von Kieselsäure im Bindegewebsstroma vieler Tumore oder die zurückgehende Siliciumausscheidung im Harn von Krebskranken[14].

Wärme-aktivierung

Die Gabe potenzierten Kiesels kann nun den Kieselprozeß wiederbeleben, eine Wärmeaktivierung bewirken, die sich auch in der Temperaturkurve niederschlägt. Sie führt zu einer Aktivierung der Bindegewebsgrundsubstanz und von Tumorabwehrprozessen.

Hierzu gibt man entweder **Quarz D12** (v. a. bei Plattenepithelkarzinomen) oder, bei den "weicheren" (z. B. Adeno-) Karzinomen, **Achatwasser D12** (WALA), u. U. auch **D30**. Das manchmal in Achaten eingeschlossene Wasser, das reich an noch nicht kristallisierter Kieselsäure ist, stellt quasi die "Embryonalform" der uns bekannten auskristallisiert-mineralischen Quarzformen dar. Eine andere Form der Kieseltherapie sei noch erwähnt, die mangels größerer eigener oder mitgeteilter Erfahrungen noch als experimentell gelten muß: die (Halb-) *Edelsteintherapie nach Norbert Glas.* Hierbei werden verschiedene Halbedelsteine, denen eine Wesensentsprechung zu den Wochentagen zugeschrieben wird, in rhythmischer Folge in potenzierter Form verabreicht. Gleichzeitig führte N. Glas eine Farbtherapie durch, bei welcher der Patient die Edelsteinfarbe betrachtete und in sich selbst die Komplementärfarbe erzeugen sollte:

Quarz bei "harten", Achatwasser bei "weichen" Tumoren

Edelstein-therapie

13) Zur Vertiefung dieses Gesichtspunktes wird auf die Darstellung des Verfassers in »Der Merkurstab« 44 (1991), S. 169-174 verwiesen; Titel: "Was sind 'Lektine' und welche Bedeutung haben sie für unser Verständnis der Mistel?"
14) Voronkov, M.G., Zelchan, G.I., Lukevitz, E.: Silizium und Leben. Akademie-Verlag, Berlin 1975

Sonntag	Rosenquarz D15	(rosa)
Montag	Amethyst D15	(violett)
Dienstag	Granat D15	(rot)
Mittwoch	Topas D15	(gelb)
Donnerstag	Karneol D15	(orange)
Freitag	Chrysopras D15	(grün)
Samstag	Chalcedon D15	(blau)

Möglicherweise profitieren insbesondere stark geschwächte Patienten von einer ergänzenden Anwendung dieser Behandlung. Auch wenn eine Temperaturrhythmisierung nicht zu erreichen ist, kann sie versucht werden. Die genannten Edelsteinpräparate werden von den Firmen WALA und WELEDA hergestellt.

Öldispersionsbäder

Öldispersions-
bäder aktivieren
den Wärmeor-
ganismus

Von W. Junge wurde eine kleine Apparatur entwickelt, mit deren Hilfe sich ohne Anwendung chemischer Agenzien Öle so fein im Wasser dispergieren lassen, daß sie stabil im Wasser schweben und sich dem Körper des Badenden anlegen. Ätherische Öle, die im dispergierten fetten Öl gelöst sind, dringen in erstaunlichem Umfang in den Organismus ein. Gleichzeitig kommt es (auch bei Badetemperaturen unter 37°C!) zu einem merklichen Ansteigen der Körpertemperatur. Zweimal pro Woche verabreichte Bäder mit Leinöl oder **Viscum Mali ex herba W 5%, Oleum,** können zur Rhythmisierung der Temperatur und zum Wohlbefinden des Patienten beitragen. Spezielle Indikationen (z. B. Schlaflosigkeit) s. u. Nähere Informationen über diese Behandlung sind über die Firma Junge, Heckenweg 30, 73087 Boll zu erhalten. Möglicherweise können Öldispersionsbäder mit Viscum Mali-Öl bei Hauttumoren von besonderer Bedeutung sein. Eine Patientin berichtete mir, daß vor Jahrzehnten ein Melanom am Unterschenkel bei ihr diagnostiziert worden sei. Eine

Operation sei nicht durchgeführt worden. Wegen zunächst vorhandener Überempfindlichkeit gegen Mistelinjektionen sei sie mit Öldispersionsbädern mit Mistel behandelt worden, später habe sie auch Injektionen erhalten. Der Tumor habe sich zurückgebildet und sei nicht wiedergekommen.

Maßnahmen bei fortgeschrittener Krebserkrankung
(allgemeine Probleme bei konsumierenden Erkrankungen)

Bei der Behandlung von Patienten mit fortgeschrittenen Krebserkrankungen kann die Therapie einer Reihe von Komplikationen erforderlich werden. Es gilt dabei jeweils im Einzelfall abzuwägen, wann eine "konventionelle", insbesondere chirurgische Therapie erforderlich ist.

Kachexie

Viele Tumorerkrankungen führen im Spätstadium in eine kachektische Entwicklung. Sichtbar tritt in diesem Krankheitsstadium der physisch-leibliche Aspekt des Menschen zurück, äußere Aktion wird durch eine zunehmende Schwäche erschwert. Gleichzeitig kann aber damit eine Intensivierung des seelisch-geistigen Lebens verbunden sein. Es tritt eine zunehmende Lösung vom Leib ein, so daß in späten Stadien der Kachexie vom Patienten oft außerkörperliche Erfahrungen gemacht werden, die in den spirituellen Bereich hineinragen. Nicht selten erleben die Kranken dabei Verstorbene, die ihnen nahe gestanden hatten. Dem weniger Aufmerksamen scheint der Patient dann zu halluzinieren und unruhig zu sein, in Wirklichkeit steht man aber vor einem zunehmenden zeitweisen "Hinüberwandern" des Krebskranken in eine nicht-physische Welt. Die kachektische Entwicklung kann dabei eine Hilfe sein, sie selbst ist daher auch weniger als behandlungsbedürftige "Komplikation", denn als möglicher Schritt auf dem Weg des Sterbens aufzufassen. Häufig

Kachexie als Hilfe zur Lösung aus dem Leib

147

konnte ich erleben, daß gerade diese Erfahrungen den Kranken für seinen eigenen Weg sicher machten und ihm die Angst nahmen. Es können aus der Kachexie jedoch Folgen entstehen, die den Kranken sehr belasten und bei denen eine Behandlung notwendig ist.

Schwäche

Eine früh auftretende Schwäche kann den Patienten daran hindern, notwendige äußere Dinge zu erledigen, aber auch Impulse zu verwirklichen, die er bisher in seinem Leben nicht zum Zuge kommen ließ, die ihm jetzt aber wichtig werden (dies kann zu einer völligen Verwandlung seiner Lebenssituation führen). Die Schwäche, die den bettlägerigen Patienten am Schreiben oder Malen hindert, und schließlich die vitale Schwäche, die kaum ein Abhusten zuläßt, können weitere Stadien sein, die jeweils unterschiedlich aufgefaßt und behandelt werden müssen. Im letztgenannten Fall ist die Schwäche oft mit Unruhe gepaart, so daß auch die unter diesem Stichwort genannten Mittel berücksichtigt werden sollten.

Basismittel: **Organum quadruplex** (WALA) (2 x wöchentlich bis alle 2 Tage). Sollte anfangs auch eine *Gewichtszunahme angestrebt* werden, so kann **Mesenchym/ Calcium carbonicum comp.** (WALA) bis zu alle 2 Tage 10 ml gegeben werden. Dieses Mittel regt auch die mesenchymale Tumorantwort an. Von großer Bedeutung ist die individuelle **Metalltherapie,** auf die hier nicht näher eingegangen werden kann (s. A. Selawry, "Metallfunktionstypen in Psychologie und Medizin", Haug Verlag, Heidelberg 1985).

Nach *außen* gerichtete Aktivität fördern:

Prunuseisen (WALA
    (1 x täglich 1 Ampulle oder 2 x 10 Globuli)

eher in
früheren ...

Schlehen-Elixier (WALA, WELEDA)
    (bis zu 4 x 2 EL je nach Ausmaß der Schwäche,
    abendliche Gabe kann Schlaf erschweren,
    empfindliche Menschen können von großen
    Mengen Kopfschmerzen bekommen)

Pancreas/Meteoreisen (WALA), **Ferrum sidereum D10/
Pankreas D6** (WELEDA) (1 x wöchentlich 1 Amp.)
Diese Mittel regen auch die Verdauungstätigkeit an und
können die Präsenz der Person fördern.

Meteoreisen/Phosphor/Quarz (WALA)
(bis zu täglich 1 Amp. i.v.)
Dieses Heilmittel regt die "inneren Lichtkräfte" an.
Oft berichten die Patienten nach der Spritze, sich wacher zu
fühlen und "klarer zu sehen", was sowohl im unmittelbaren
wie im übertragenen Sinn zu gelten scheint.

Innerlich kräftigend und *harmonisierend* wirken:

Roseneisen/Graphit (WALA)
    (1 x täglich 1 Amp., oft besser 3 x 7 Globuli)

... in späteren
Krankheits-
phasen

Dieses Mittel, das die am schwersten auflösbare Kohlenstoff-
form in hoher Potenz enthält (Graphit kann auf über 4000°C
erhitzt werden, bevor er sich auflöst), fördert die innere
Substanzerschließung. Es regt auch den Appetit oft deutlich
an.

Rosen-Elixier (WALA) (3 x täglich 1 Teelöffel)
Es kräftigt seelisch und stärkt nach Auskunft von Patienten
die Zuversicht eine schwierige Situation durchstehen zu können.

Schwäche aufgrund *mangelnder Aufbautätigkeit* der Leber

Taraxacum Stanno cultum Rh D3 (WELEDA)
(abends 10 gtt.)

Hepar Gl D6 oder **Hepar/Stannum D4/10** (WALA)
(1 - 2 x wöchentlich s.c.)

Vom *Herzen* ausgehende Schwäche:

Crataegus e foliis et fructibus D3, 2 (WALA)
(bis zu täglich s.c.)

Kalium carbonicum D10, 12, ggf. auch in tiefen
Potenzen (z. B. **D2**)
(tgl. s.c. oder 2 x tgl. 5 Glob.)
bei gleichzeitiger Schweißneigung, Wärmebedürftigkeit,
Neigung zur Ödembildung (v.a. unter den Augenlidern)
u. U. **Cralonin** (Heel)

Schwäche der Gesamtvitalität:

Die Schwäche der allgemeinen Vitalität ist meist mit
Unruhe, Angst und Atemnot verbunden. Hier sind meist
Einzelmittel erforderlich, deren Symptomatik hier nur stich-
punktartig angedeutet werden kann:

Arsenicum album D30 (z. B. WALA):
Unruhe mit Bedürfnis nach ständiger Bewegung, die aber
nicht eigentlich bessert, schlimmer nachts, große Angst, Ver-
langen nach Anwesenheit eines nahestehenden Menschen,
Frieren; brennende Schmerzen.

Carbo Betulae D12, 30 (z. B. WALA):

Kreislaufschwäche mit objektiver Kälte, aber subjektivem Frischluftbedürfnis; Brennen an inneren Organen; Ängstlichkeit. Oft bestehen Blähungen mit Leibschmerzen, die durch das Mittel gebessert werden.

Rhus toxicodendron D15, D30 (z. B. WALA):

Unruhe mit Besserung durch Bewegung, Schwäche mit dem Gefühl der "Benebelung".

Kalium carbonicum: s.o.

Tartarus stibiatus D15 (WELEDA):

Mit starker Verschleimung, die nicht abgehustet werden kann, eher schläfrig als erregt; wirkt kräftigend bei Herzinsuffizienz.

Wichtig sind auch **Arnica**, die **Säuren** (z. B. **Acidum hydrocyanicum, Acid. hydrochloricum**) usw. Hierzu sollte die einschlägige homöopathische Literatur nachgelesen werden.

Generell (abgesehen von der Herzinsuffizienz) ist bei Schwächezuständen auf ausreichende Flüssigkeitszufuhr in Form von mineralarmem Wasser (z.B. Volvic), *Tees* und *verdünnten Fruchtsäften* zu achten. **Nierentonikum** (WALA) (3 x täglich 1 TL) kann - vor allem bei niedrigem Blutdruck - gut unterstützend wirken.

Dekubitusprophylaxe

Kachexie, Schwäche, Schmerz usw. können zur Immobilisierung führen, die eine intensive Dekubitusprophylaxe erfordert, zumal im Zuge der Abmagerung Knochenvorsprünge hervortreten, die leicht zu Druckstellen führen.

Im Zentrum steht die regelmäßige Umlagerung des Patienten (u. U. auch nachts!), die Abpolsterung von Auflagestellen, wo neben Luftkissen u.ä. vor allem ein kurzgeschorenes Schaffell außerordentlich hilfreich sein kann, gelegentlich ist eine sog. Anti-Decubitusmatratze erforderlich. Für den längere Zeit sitzenden Patienten empfiehlt sich ein "Gel-Kissen", das im allgemeinen von einer Krankengymnastin angepasst wird.

Zur Festigung des Hautbindegewebes und zur Minderung der Verletzlichkeit ist empfehlenswert:

Waschungen mit wenigen Tropfen **Citronenbad** (Dr. Hauschka) pro Waschschüssel, es kann auch mit **Prunus-Essenz** (WALA) (2 EL pro Schüssel) oder **Prunus-Bad** (WELEDA) abgewechselt werden.

Auf die noch feuchte Haut sollte dann wenig **Schlehenblüten Körperöl** (Dr. Hauschka) oder **Massageöl** (WELEDA) eingerieben werden.

Deutet sich ein Dekubitus I. Grades mit noch geschlossener Hautdecke an, so kann - neben der Intensivierung der Entlastung - ein **Lebertran/Zinkoxid**-Präparat (z. B. **Mirfulan**) im Wechsel mit **Hypericumöl** sehr hilfreich sein.

Thromboseprophylaxe

Bettlägerige Krebskranke sind in besonderer Weise durch Thromboembolien gefährdet, da sie (v. a. bei Karzinomen des Gastrointestinaltraktes) zu einer Hyperkoagulabilität neigen. Man wird daher auf s. c. Heparingaben häufig nicht verzichten. Im Einzelfall muß geprüft werden, ob die Belästigung des Kranken durch die Prophylaxe oder die Emboliegefahr das größere Übel darstellen.

Abreiben der Waden mit **Aesculus/Prunus comp.**, **Essenz** (WALA) (2 TL auf 1 Tasse Wasser) und (v. a. bei kalten, lividen Füßen) dünnes (!) Einreiben der Waden mit **Kupfer-Salbe, rot** (WALA) oder **Cuprum metallicum praeparatum 0,4% Ungt.** (WELEDA) ist zusätzlich günstig.

Unruhe, Schlaflosigkeit

Bei einem Teil der Patienten treten in irgend einer Phase der Krankheit Schlafstörungen auf, die durch Schmerzen, Atemnot und andere spezifische Komplikationen und Begleiterscheinungen des Leidens unterhalten werden (siehe diese). Daneben spielen sorgenvolle Gedanken, schlechte Träume und eine tiefe Unruhe, deren Entstehung meist unbewußt bleibt, eine Rolle. Die Schlaflosigkeit kann die Möglichkeit schaffen, zu den tiefen Fragen und Sorgen vorzudringen und der inneren Reifung dienen.

Für die Behandlung dieser Zustände ist es wichtig, dem Patienten die Sicherheit zu vermitteln, daß er nicht allein gelassen wird. Das ärztliche Gespräch kann hier eine wesentliche Hilfe sein, vor allem, wenn darin für den Kranken erlebbar wird, daß der Arzt bereit ist, über dessen innerste Anliegen, auch über Sterben und Tod, zu sprechen. Hierzu ist Takt und Feingefühl erforderlich. Patienten, die eine Verbindung zum Religiösen haben, sollten auf seelsorgerliche Hilfsmöglichkeiten aufmerksam gemacht werden. Auch kann sich die Zusammenarbeit von Arzt und Seelsorger bewähren. Es gibt aber auch Patienten, die sich mit religiösen Fragen lieber an ihren Arzt wenden, der dann versuchen sollte, ein Gespräch darüber nach bestem eigenen Vermögen zu führen. Gerade Menschen, die dem Religiösen fern standen, haben oft entscheidende Anstöße und Erleichterung durch das

Gespräch

Lesen der Bücher der Sterbeforscherin und -begleiterin Elisabeth Kübler-Ross erfahren. Oft war dies Einstiegsmöglichkeit in weitergehende Gespräche. Diese Bücher werden oft wegen des Fehlens konfessioneller Bindung als "annehmbar" erlebt. Aber auch das Gespäch über "irdische" Sorgen wie die Belastung oder das künftige Wohlergehen der Angehörigen kann entlasten.

Eine bedeutende schlaffördernde und beruhigende Wirkung hat die abendliche Gabe der Mistel, darüber hinaus führt sie oft zu einer eindrucksvollen Stimmungsaufhellung und zum Verschwinden von Depressionen und Ängsten. Auch die oben genannte Behandlung mit unterschiedlichen Kieselformen hat diese Wirkung. Manchmal ist hier auch ein Johanniskrautpräparat von Bedeutung, das auch oft den Schlaf verbessert, wenn es morgens und mittags gegeben wird.

Ölanwendungen Daneben sind Wickel mit **Lavandula, Oleum aeth. 10 %** abends vor dem Schlafengehen sehr zu empfehlen, eine gute Einführung hinsichtlich der Wickeltechnik bietet das Buch von Els Eichler[15]. Wo es möglich ist Bäder durchzuführen, wirken Öldispersionsbäder mit dem oben genannten Öl oder mit **Pinus pumilio, Ol. aeth. 10%** oft noch besser. Auch rhythmische Massage mit diesen Ölen kann günstig sein.
Ergänzend wird in den meisten Fällen **Rosen-Elixier** (WALA) gut tun. Für die *spezifische* Therapie kommen individuell sehr unterschiedliche Medikamente in Betracht, u. a. die in den Abschnitten "Schmerzen", "vitale Schwäche" etc. genannten.

[15]) Eichler, E.: Wickel und Auflagen, Bad Liebenzell, 1985

Zusätzlich seien noch folgende Mittel genannt, die gerade bei Krebskranken häufiger indiziert sind:

Zincum metallicum praeparatum D6, 20 (WELEDA):

spezifische Heilmittel

bei plötzlichem Aufschrecken mit Zuckungen, schlimmer nach Mitternacht

Aconitum e tubere D20 (WALA):

plötzliche Todesangst mit Gefühl innerer Kälte

Podophyllum peltatum D6 (WELEDA):

wenn nächtliche Bauchschmerzen mit Durchfall bestehen

Valeriana cum Zinco D4, 6 (WALA):

bei Schlaflosigkeit mit Unruhe in den Beinen (es kann aber auch ohne dieses Symptom versucht werden, wenn andere Mittel unwirksam waren)

Aranea ex animale Gl D30 (WALA):

Eiseskälte, Organausdehnungsgefühl, Parästhesien

Prämortal kann auch die wiederholte Gabe von **Aurum/ Plumbum D30/D20** (WELEDA) ebenso wie **Aurum comp.** (WALA) hilfreich sein. Beide Mittel unterstützen die Lösung aus dem Leib und können damit zu einer Entspannung führen, gleichermaßen können die genannten Mittel aber auch ein Auseinanderstreben von Denken, Fühlen und Wollen im Vorsterbeprozeß mindern und eine Stabilisierung der Gesamtsituation herbeiführen.

Erleichterung des Sterbens

155

Besondere Komplikationen

Während die oben genannten Zustände vor allem Ausdruck der allgemeinen Auszehrung sind, die auch bei anderen Krankheiten auftreten kann, gibt es doch eine Reihe von Komplikationen, die spezifischer mit der Krebserkrankung verbunden sind.

Blutungen

Je nach Karzinomlokalisation können Blutungen unterschiedlicher Organe auftreten, die von asymptomatischer Blutbeimengung im Stuhl bis hin zu schweren, unstillbaren gynäkologischen, pulmonalen oder gastrointestinalen Blutungen reichen können. In vielen Fällen ist bei fortgeschrittener Erkrankung eine chirurgische Intervention hier nicht möglich, es gibt jedoch eine Reihe von Möglichkeiten, medikamentös zu helfen. Prinzipiell sollten solche blutungsmindernden Medikamente schon bei den ersten Anzeichen (z. B. leichten Hämoptysen beim Bronchial-Ca.) in den Behandlungsplan aufgenommen werden. Im allgemeinen sollte diese Behandlung in weniger intensiver Form auch dann weitergeführt werden, wenn keine Symptome mehr bestehen, da es beim Absetzen gelegentlich zu erheblicher Verschlimmerung kommen kann.

frühzeitige und anhaltende Behandlung wichtig

Achillea

Stibium

Ein Basismittel stellt sicher **Achillea ex herba D6** (WALA) dar, das bei Blutungen aller Lokalisationen im akuten Fall i.v., später s.c. gegeben werden kann. Je nach Intensität sollte **Stibium metallicum praeparatum D6** (1 ml-Amp.), bei schweren Fällen **Stibium metallicum praep.** (WELEDA) in der 10 ml-Ampulle i.v. dazu gegeben werden. Bei Bedarf können diese Präparate mehrmals täglich gegeben werden, zur Prophylaxe genügt oft die ein bis zweimal wöchentliche Gabe. Bei Darmblutungen kann zusätzlich mit gutem Erfolg **Tormentilla comp.** (WALA) injiziert oder auch als Trinkampulle gegeben werden.

156

Anämie

Zur Behandlung der Tumoranämie kann in leichten Fällen **Levico comp.** (WALA) verwendet werden, in schwereren Fällen hat sich dagegen **Chininum arsenicosum D4 bis D6** 3 x tgl. 3 bis 7 gtt., insbesondere bei gleichzeitiger starker Schwäche, bewährt. Von der WELEDA gibt es die an arsenige Säure gebundenen Gesamtalkaloide der Chinarinde unter der Bezeichnung **Chinetum arsenicosum.** Eine substantielle Eisentherapie ist dagegen - es sei denn, sie ist durch eine (chronische) Blutung verursacht - nicht indiziert.

Knochenmetastasen

Knochenmetastasen führen einerseits zu einer Destabilisierung mit der Gefahr pathologischer Frakturen, andererseits zu u. U. erheblichen Schmerzen. Zusätzlich zur üblichen Misteltherapie kann hier ein Versuch mit **Viscum Mali, Senker D30** (WALA) unternommen werden, diese kann den Schmerz vorübergehend auch verstärken. Es kann darin eine Heranführung der abbauenden, gestaltenden und empfindenden Kräfte an die Metastase gesehen werden. Die dadurch bedingte Immunreaktion mit Ödembildung kann den Schmerz zunächst verstärken, ist prinzipiell aber erwünscht. Sollte diese Reaktion zu intensiv sein, so kann man mit **Stannum metallicum praeparatum D20** behandeln. Ansonsten hat sich die Gabe von **Periosteum Gl D8, Quarz D20** und ggf. **Stannum metallicum praep. D8** bewährt. Die Schmerzen werden oft ausgezeichnet durch Injektionen mit **Solum uliginosum comp.** (WALA) gelindert, das in der Umgebung infiltriert werden kann, das aber vor allem i.v. gegeben gut wirkt. Je nach Schmerzintensität kann es erforderlich sein, die 10 ml-Ampulle bis zu 3 mal täglich i.v. zu geben, wobei eine solche Behandlungsintensität glücklicherweise nur in Ausnahmen erforderlich ist. Auch die orale Gabe

Periosteum, Quarz und Stannum bewährt

Solum uliginosum comp. ...

157

der Globuli wirkt oft gut. Auch **Tulipa e planta tota D6** (WALA) kann bei tumorbedingten Schmerzen mit Erfolg eingesetzt werden. Im allgemeinen sind diese Maßnahmen erstaunlich wirksam, der Vollständigkeit wegen soll aber auf die Möglichkeit der Bestrahlung zur Knochenkonsolidierung oder der Gabe von Biphosphonaten hingewiesen werden.

In dieser Hinsicht kann aber auch **Pyromorphit D8** (Bleiphosphat) oder **Cerussit D8** (Bleicarbonat) (beide WELEDA) eingesetzt werden.

Schmerztherapie

In der Einleitung wurde dargestellt, daß bei der Krebserkrankung eine unzureichende Aktivität der gestaltenden Empfindungsorganisation im erkrankten Organ vorliegt. Im Schmerz, der in späteren Krankheitsstadien auftreten kann, kommt es zu einer einseitigen Fixierung des Bewußtseins in der schmerzenden Region, die aber schon einen gewissen Gegenprozeß gegen das primäre Geschehen darstellen kann. Der Schmerz kann insofern Teil eines Heilungsprozesses sein, was oben schon im Kapitel über Knochenmetastasen angedeutet wurde. Der Schmerz kann jedoch den Kranken auch organisch fixieren, ihm seine Freiheit nehmen und ihn schwer beeinträchtigen, hier ist eine Behandlung dringend notwendig.

Mistel wesent-
liche Schmerz-
prophylaxe.
Möglichst
keine
Analgetika mit
antiphlogisti-
scher Wirkung!

Allgemein kann gesagt werden, daß die Patienten unter einer Misteltherapie in der Regel lange (und gelegentlich andauernd) schmerzfrei bleiben bzw. werden, ein freies Verhältnis des Empfindungsorganismus zum Organ wird wiederhergestellt. Die üblichen, peripher angreifenden Analgetika (z. B. NSA) sind hier problematisch, da sie durch Hemmung der Entzündungsreaktion und Störung der Wärmebildung u.U. den Therapieerfolg beeinträchtigen.

Die zentral wirksamen Analgetika greifen andererseits auch in die Wirkung der Ich-Organisation ein (was sich bei Neuroleptika und Antidepressiva bis in eine Herabsetzung der Körpertemperatur ausdrückt), so daß gerade in den letzten Lebensstunden eines Patienten versucht werden sollte, diese, wenn möglich, ohne Bewußtseinsdämpfung erlebbar sein zu lassen. Das Ideal einer Schmerztherapie ohne synthetische Analgetika ist nicht immer zu erreichen. Vorteilhaft ist dann oft die transdermale oder - wo möglich - pumpengesteuerte, kontinuierliche s. c. Morphingabe, die gleichmäßige Wirkspiegel ermöglicht. Es wäre für den Patienten fatal, wenn man hier dogmatisch, in welcher Richtung auch immer, vorgehen würde. Ein weitgehender Verzicht auf diese Analgetika kann andererseits gerade in den letzten Lebensstunden für den Patienten dann ein Gewinn sein, wenn man das Sterben nicht als Endpunkt, sondern als eine Art "Übergang" auffassen kann. Es kann aber auch erlebt werden, daß gelegentlich erst der suffiziente Einsatz dieser Analgetika den Patienten zu anderen Erlebnissen als denen des Schmerzes frei macht.

Oft läßt sich aber mit gut gewählten potenzierten Heilmitteln eine Schmerzstillung erzielen, die manchmal diejenige der Opiate noch übertrifft. Dazu ist jedoch eine differenzierte Analyse von Schmerzcharakter und Modalitäten des Patienten erforderlich. Prinzipiell bestehen dabei für den Karzinom-Schmerz keine anderen Erwägungen als für Schmerzen anderer Ursache. Eine gute Einführung dazu gibt L. Simon[16]. In diesem Buch ist auch eine sehr brauchbare differentialtherapeutische Tabelle enthalten, welche die Mittelwahl sehr erleichtert. Zusätzlich ist die Gabe von *Organpräparaten der betroffenen Nerven* in höherer Potenz (z. B. D15) nützlich. Bei diffusen Schmerzen im Abdomen hat sich dazu **Plexus coeliacus Gl D15** bewährt. Im übrigen gelten die Hinweise, die weiter oben (z. B. "Knochenmetastasen") gegeben wurden.

individuell gewählte potenzierte Heilmittel

---

[16]) *Simon, L.: Schmerztherapie mit homöopathisch potenzierten pflanzlichen Heilmitteln. Haug-Verlag 1987*

In der hier dargestellten Weise kann es gelingen, einen Krebskranken hilfreich zu begleiten. Bei vielen wird im Zusammenwirken mit "konventionellen" Maßnahmen der Krebsbehandlung eine Heilung möglich sein, zahlreiche Patienten werden gleichwohl schließlich an oder mit ihrer Krankheit sterben. Man kann jedoch auch in diesen Fällen zu der Überzeugung kommen, daß diese Begleitung nicht vergebens gewesen ist. Abschließend sei über eine solche Behandlung berichtet.

Krankengeschichte

Bei Frau E.K. wurde im Alter von etwa 40 Jahren nach mehrmonatigen starken Oberbauchbeschwerden, unstillbarem Erbrechen und zunehmender Entkräftung ein inoperables Duodenalkarzinom diagnostiziert. Es wurde palliativ eine Gastroenteroanastomose angelegt und der Patientin mitgeteilt, man habe "ein verengtes Darmstück entfernt", jetzt sei sie gesund. Dem Ehemann sagte man, daß seine Frau wohl nicht mehr länger als einen Monat leben werde. Nach kurzer Zeit wird die Patientin so anämisch (Hb zuletzt 6,3 g/dl) und infolgedessen kraftlos, daß sie ihre beiden 12jährigen Zwillingstöchter nicht mehr versorgen kann und deshalb den Hausarzt wechselt. Zunächst werden einige Transfusionen durchgeführt, dann kann die eigentliche Behandlung beginnen. Aus der Lebensgeschichte der Patientin ist zu erfahren, daß sie früh in einen Bauernhof eingeheiratet hatte, die Schwiegermutter habe "kein gutes Haar an ihr gelassen" und habe sie oft gedemütigt, die Schwiegertochter mußte hart arbeiten, durfte aber ihre persönlichen Fähigkeiten kaum einbringen ("An den Herd kommt die mir nicht!", sei ein Ausruf der Schwiegermutter gewesen). Der Schwiegervater war ein Choleriker, der Frau K. häufig so laut anschrie, daß er noch in dem etwa einen Kilometer entfernten Dorf zu hören war. Als nach manchen Entbehrungen und einer Hormontherapie die beiden Töchter kamen, nahmen die Schwiegereltern keine Rücksicht auf deren große gesundheitliche Anfälligkeit, was Grund für zahlreiche Sorgen war. Kurz nach dem Tod der beiden Menschen, die Frau K. das Leben so schwer gemacht hatten, begann ihre eigene Krankheit ("Jetzt, wo ich es so gut hätte, kann ich nicht mehr.").

Die Temperaturkurve ist ähnlich starr wie im oben gezeigten Beispiel, hier genügt jedoch **Iscucin Mali Stärke B**, das als Infusion im Wechsel mit der **Stärke A** verabreicht wird, um die Kurve zu rhythmisieren. Zudem erhält die Patientin **Duodenum Gl D6, Amnion Gl D30** und **Achatwasser D8**. Die chronische Blutung wird abwechselnd mit **Stibium D6** und **Achillea D6** behandelt, zur Anregung der Blutbildung und zur Kräftigung bei einem malignen Grundleiden erhält Frau K. **Chininum arsenicosum D4**. Sehr rasch wird sie so kräftig, daß sie nicht nur Kinder und Haushalt, sondern auch den Kuhstall wieder versorgen kann. Frau K. ist glücklich, wenn sie kocht, bäckt oder strickt und vor allem, wenn sie etwas aus "ihrer Produktion" verschenken kann. Sie erweiterte ihre Interessen und Aktivitäten nach außen, wozu die zweimal wöchentlich stattfindenden Besuche und Gespräche mit ihrem Arzt beitrugen.

Bei einem der ersten Gespräche fragte sie: "Aber Krebs ist es doch nicht?" Worauf sie die Antwort erhielt: "Was würde es für Sie denn bedeuten, wenn Sie Krebs hätten?" Sie meinte, dann sei "alles zu Ende", sie würde "zusammenbrechen", ihre beste Freundin sei vor kurzem an einem Brustkrebs elend zugrunde gegangen. Ich (wobei ich zu diesem Zeitpunkt tatsächlich noch nicht alle Unterlagen besaß) fragte, ob ich denn dann in der Klinik nachfragen solle, was sie gehabt habe, mit der Gefahr daß ich dann eine positive Antwort auf ihre Frage geben müßte. Darauf entschloß sich die Patientin, zunächst auf dieses Wissen zu verzichten. Im Laufe der weiteren Gespräche kann sie dennoch behutsam über ihre Krankheit aufgeklärt werden, nachdem gemeinsam versucht worden war, einen Lebenssinn - trotz Krankheit - aufzuspüren. Zunehmend vermittelt Frau K. dann ihre Fähigkeiten in der Haushaltsführung an die Töchter, die gerne in die "Geheimnisse" von Kochen und Backen eingeweiht werden. Nach etwas mehr als zwei Jahren müssen gelegentliche Kolikschmerzen mit **Colocynthis D6 Globuli** behandelt werden, verstärkte Schmerzen bei Wetterwechsel kann Frau K. mit **Solum uliginosum comp.** abfangen. Nach einem schweren Frühjahrssturm, der massiven Schaden im Wald anrichtete und große Teile der Dächer von Haus und Hof abdeckt, geht es Frau K. sehr schlecht. Gleichzeitig wird die Temperaturkurve wieder starr, ja z. T. verläuft sie sogar paradox, d. h. die Abendtemperaturen liegen unter den Morgenwerten. Erste Hausbesuche werden erforderlich. Öldispersionsbäder mit **Viscum Mali ex herba W 5%, Oleum,** tun ihr in dieser Zeit sehr wohl, hierdurch bessert sich auch der Temperaturverlauf wieder. Bald erholt sich die Patientin aber und sie ist leistungsfähig wie zuvor. Im Lauf des Spätsommers ihres dritten Jahres nach Diagnosestellung treten ziehende Rückenschmerzen auf, die auf i. c. Quaddeln von **Rhus toxicodendron e foliis D15** oder **Solum uliginosum comp.** erst verschwinden, später zumindest gebessert werden. Nun setzt eine zunehmende Gewichtsabnahme ein, mit **Mesenchym/Calcium carbonicum comp.** kann diese zunächst aufgehalten werden. Offenbar infiltrationsbedingte abdominelle Schmerzen reagieren gut auf **Plexus coeliacus Gl D15.** Im Oktober tritt rasch ein Verschlußikterus auf, eine perkutane, transhepatische Galleableitung wird angelegt, nun ist es Frau K. erstmals nicht mehr möglich, die Kühe zu versorgen. In den nächsten Wochen wird eine intensive Hausbesuchstätigkeit erforderlich, da zunehmend häufiger individuell gewählte potenzierte Heilmittel zur Schmerzbehandlung gegeben werden müssen und ein - wohl auf einer Pankreasinfiltration beruhender - Diabetes mellitus eine Insulineinstellung erfordert. Ende Oktober wird Frau K. bettlägerig, eine Klinikeinweisung wird notwendig, da die Kranke die Untätigkeit zu Hause nicht aushalten kann. Nach wenigen Tagen trübt das Bewußtsein innerhalb eines Tages zunehmend bis zu einem tiefen Koma ein. Es wird **Aurum/Plumbum** injiziert, und der Arzt spielt Lieder auf der Kinderharfe für die Patientin. Am Abend dieses Tages schlägt die Patientin, die bis dahin auch auf Schmerzreize nicht mehr reagierte, während einer Melodie die Augen auf, hebt ihren - nun in die Weite gehenden - Blick in die linke obere Ecke des Zimmers, und ein leuchtendes Strahlen geht über ihr Gesicht. Der bereits unregelmäßige Atem wird schwächer und verlischt mit dem letzten Klang der Leier.

Adressen anthroposophischer Mistelpräparatehersteller

Abnoba Heilmittel GmbH *(AbnobaViscum)*
Güterstraße 53
75177 Pforzheim

Helixor Heilmittel GmbH & Co. *(Helixor)*
Postfach 8
72344 Rosenfeld

Novipharm Ges. m. b. H. *(Isorel)*
Klagenfurter Str. 164
A-9210 Pörtschach

Wala-Heilmittel GmbH *(Iscucin)*
Postfach 11 91
73085 Eckwälden/Bad Boll

Weleda AG Heilmittelbetriebe *(Iscador)*
Postfach 1320
73503 Schwäbisch Gmünd

Marcus Roggatz

Die Ernährung

Hygiene der Lebensführung

Inhalt

Hygiene der Lebensführung

Das Bemühen um Gesundheit ist ohne eine hygienische Lebensführung ein halbherziges Unterfangen. Der moderne Lebensalltag erschwert solche Bemühungen; allzu bereitwillig geben sich viele Zeitgenossen einer modernen Lebensweise hin, die zwar kurzfristig bequem und zeitsparend, aber kaum gesundheitsfördernd ist. Um die Frage nach dem "Wie" einer gesunden Lebensführung zu beantworten, muß man sich darüber bewußt werden, daß den Menschen verschiedene Lebensprozesse durchziehen und prägen, deren Berücksichtigung und Pflege für die Frage nach Gesundheit und Krankheit von großer Bedeutung ist.

Fragen der Lebensführung haben schon in früheren Zeiten im Mittelpunkt therapeutischer Ratschläge gestanden. Gesunde Ernährung, frische Luft, ausreichend Ruhe und Schlaf, genügend Bewegung sind traditionelle Forderungen gerade der Naturheilkunde.

Einen Katalog solcher oder ähnlicher Empfehlungen wird man im Folgenden nicht finden. Vielmehr ist es unser Bemühen, auf diese der menschlichen Lebens- und Gesundungskraft zugrundeliegenden Lebensprozesse aufmerksam zu machen. Es bleibt jedem Einzelnen überlassen, aus der Erkenntnis dieser Tatsachen Folgen für die eigene Lebensweise abzuleiten.

Die Zeit ärztlicher Gebote sollte vorüber sein, ein Katechismus ärztlicher Vorschriften ist aus der Sichtweise der anthroposophischen Medizin nicht mehr zeitgemäß. Die Verantwortung für eine gesunde oder ungesunde Lebensweise liegt bei dem aufgeklärten Patienten selbst.

Die Darstellung der verschiedenen Lebenskräftebereiche vermeidet bewußt spezielle Empfehlungen für eine gesunde Lebensführung. Sie soll darauf aufmerksam machen, in welchen Bereichen diese Kräfte zu finden sind und welcher Natur sie sind. Es ist nicht Sinn dieses Kapitels, Ratschläge im Stil eines Gesundheitsbreviers zu geben.

Im Aufmerksamwerden auf die vielfältigen und geheimnisvollen Zusammenhänge im menschlichen Organismus hat der Mensch die Freiheit, daraus entsprechende Verhaltensweisen abzuleiten, die ihm einen verantwortungsvollen und gesunden Umgang mit den Lebenskräften seines Organismus ermöglichen.

1. Das Sinnesleben

Ein grundlegender Lebensprozeß ist das Sinnesleben. Der Mensch ist als Sinneswesen ständig Einflüssen aus seinem Umkreis und dem eigenen Inneren ausgesetzt, die weitaus mehr Bedeutung haben als nur "Informationsvermittlung", wie uns eine abstrakte, sinnentleerte Naturwissenschaft glauben machen will.

Im Aufnehmen durch die Sinne durchziehen gleichzeitig Alterungsprozesse den Menschen, die ihn wacher, kontrollierter und älter werden lassen. Das Kind ist in den ersten Lebensjahren besonders stark von solchen Sinnesprozessen beeinflußt, daher rührt auch die vergleichsweise schnelle körperliche Veränderung innerhalb kürzester Zeit: Es ist aber auch ständig in Gefahr, von den Wahrnehmungen überwältigt und überlastet zu werden. Eine wesentliche Aufgabe einer hygienischen Lebensführung ist daher die Sinnespflege, deren Bestreben es sein muß, das Überangebot an Sinneseindrücken auf ein erträgliches Maß zu begrenzen, vor allem beim Kind. Dies kann zur Folge haben, sich des ständig unbewußt flüchtigen Zugreifens auf die Medien bewußt zu werden und die Informationsflut einzuschränken. Kinder neigen - mehr noch als Erwachsene - zu Konzentrationsschwäche, motorischer Unruhe und Eß- und Verhaltensauffälligkeiten, wenn sie nicht vor den Sinnesüberreizungen durch Radio, Fernsehen, Bilderüberangebot und Spielzeugflut geschützt werden. Dagegen kommen andere Sinne, wie Tast- und Eigenbewegungssinn gerade bei Kindern zu wenig zur Ausbildung - einmal durch uniformes Spielzeug, das keine Tastdifferenzierung mehr möglich macht, andererseits durch fehlende Eigenbewegung der Kinder, die beispielsweise vor den Fernsehgeräten sitzen und, statt sich selbst zu bewegen, ferngelenkte Autos oder Computer betätigen.

Ein vernünftiger Umgang mit der Menge und dem Umfang an Sinneswahrnehmung ist eine unerläßliche und vergleichsweise einfache gesundheitsfördernde prophylaktische Maßnahme. Gleichzeitig ist eine Kräftigung der aktiven Sinnestätigkeit möglich: Durch Hinhören, aufmerksames Beobachten, gründliches Begreifen kann man der Flüchtigkeit und Oberflächlichkeit des heutigen Sinneslebens ausgleichend entgegentreten.

Sinneshygiene von frühester Kindheit an ist wichtiger Bestandteil einer notwendigen Lebenshygiene

2. Das Gedankenleben

Ähnliches läßt sich über das Gedankenleben sagen. Auch dies ist ein zentraler Lebensprozeß im Menschen, der heute völlig überfordert ist. Wieder sind es vor allem die Kinder, die ein Zuviel an gedanklicher und gedächtnisbelastender Anforderung nicht "verdauen" können. Im Gedankenleben klingt die Wahrnehmung nach, muß die Fülle und Geschwindigkeit der Eindrücke verinnerlicht werden. Dies wird dem heutigen Menschen schwer gemacht. Neben der Sinnesüberflutung ist das Gedankenleben durch die Abstraktheit unserer Zeit überbeansprucht. Im Bemühen um einen gesunden Umgang mit diesem Lebensbereich kann der Mensch dafür sorgen, regelmäßig Ruhemomente im eigenen Gedankenleben zu schaffen, in denen nur ein oder wenige Gedanken im Mittelpunkt des Bewußtseins stehen und Eindrücke in Ruhe nachwirken können.

Regelmäßiges Üben des willensgeführten Denkens

Unter anderem geht es also um ein zeitweiliges "Sich-herauslösen-Können" aus der Hektik des Alltags. Ein bewußter Umgang mit den Lebenskräften der Gedankenwelt kann z. B. dazu führen, das zu entwickeln, was "Willenskraft im Denken" genannt werden kann. Ein Beherrschenlernen der oft schematisch und assoziierend ablaufenden Gedanken durch Willenseinfluß und ein Bemühen um lebendige, bildhafte Denkweise, die dem Kind noch naturgemäß ist und ihm heute oft sehr früh ausgetrieben wird, sind das Ziel solcher Gedankenpflege.

3. Die Atmung

Ein nächster Lebensprozeß ist die Atmung. Neben der lebensnotwendigen Sauerstoffaufnahme werden durch die Atmung auch andere gestaltende Kräfte aufgenommen, die für die Leibesbildung notwendig sind. Als Urbild einer rhythmischen Tätigkeit gleicht der Atmungsvorgang in seiner immer wiederkehrenden Harmonie zwischen den Polaritäten, in die der menschliche Organismus eingespannt ist, in vielfältiger Weise aus, der Atmungsprozeß vermittelt zwischen den Einflüssen aus dem "oberen" Menschen ('Sinnesmensch') und denen des "unteren" Menschen. Auch die Atmung ist damit eine Form der "Verdauung" (also der Umwandlung) und bedarf dadurch dauerhaft besonderer Pflege.

Diese kann äußerlich in Form von Klimakuren und sportlicher Betätigung bestehen. Tiefergehend betrachtet, ist das Atmungsleben auch Träger der seelischen Tätigkeit, Seelenregungen drücken sich unmittelbar im Atemstrom aus. Jede künstlerische Betätigung fördert das Atmungsleben. Daher kann der zentrale und für sich schon heilsame Lebensprozeß durch künstlerische Therapien wie Malen, Musiktherapie und Heileurythmie noch gefördert werden.

Künstlerische Aktivität fördert ein gesundes Atmungsleben

4. Die Blutzirkulation

Der nächste Lebensprozeß hat mit der Blutzirkulation zu tun.

Vor dem Hintergrund der zunehmenden Durchblutungsstörungen kommt diesem besondere Bedeutung zu. Die Zirkulation hat nicht allein mit der Ernährung, sondern auch mit Absonderung zu tun - eine Aufgabe, die nicht gelöst wird, wenn es zu "Verschlackungen", Degeneration und Sklerose kommt.

Die Pflege des Zirkulationsorganismus erfolgt vor allem durch bewußten Umgang mit der die Zirkulation tragenden Wärme. Gegen kaum ein Lebensprinzip wird heute so gesündigt wie gegen die Bewahrung der körpereigenen Wärme. Der unbedachte Umgang mit der Körperwärme äußert sich schon

Verantwortungsvolle Pflege der Wärmeorganisation - besonders bei Kindern

darin, daß man bei Säuglingen fast immer einen Großteil der Körperoberfläche, nämlich den Kopf, unbedeckt läßt oder fiebernde Kinder unbekleidet herumlaufen oder liegen läßt, damit ihnen nicht zu warm sei! Vollends unverantwortlich wird der Umgang mit der kostbaren Lebenswärme dort, wo schon bei geringfügigen Temperaturanstiegen von 1 bis 2°C medikamentös fiebersenkend eingegriffen wird. Fatal ist dies vor allem im Kindesalter, wo Temperaturen bis über 40°C geradezu physiologisch notwendig sein können. Dies zeigt sich dann, wenn ein Kind ohne weitere Symptomatik einige Tage lang mit hohen Temperaturen fiebert. Unter Umständen braucht das Kind das Fieber dann, und ein Abbrechen der Temperatursteigerung ist nicht nur sinnlos, sondern geradezu schädlich. In der Wärme vollziehen sich Neugestaltung und Heilung des Organismus, die im Kindesalter vielleicht die wichtigsten Entwicklungsschritte einleiten.

Durch einen falschen Umgang mit der Wärme, angefangen von unzureichender, aber "modischer" Bekleidung, bis hin zum allmählichen 'Absterben' von Seelenwärme durch eine gedanklich abstrakte Kälte im Alltag (auch soziale Kälte) läßt die moderne Menschheit Gesundheitsschädigung im erschreckenden Umfang entstehen.

5. Die Stoffwechselprozesse

Die Stoffwechselprozesse sind Lebenserscheinunggen, die dem Erhalt des menschlichen Organismus dienen. Stoffaufnahme und -umwandlung werden dem Organismus durch falsche Ernährungsweise heute sehr viel schwerer gemacht als früher.

Auch der Lebensbereich der Immunologie gehört hierher, der heute in Form zunehmender Allergien daran krankt, daß Fremdes nicht mehr als Fremdes und Eigenes nicht mehr als

Eigenes erkannt werden können. Zur Pflege dieser Kräfte- organisation gehört die Ernährung, der ein eigenes Kapitel s. a. Nachtrag gewidmet ist, aber auch die kindliche Erziehung. Eine Erziehungsform, die die physiologischen Verhältnisse und Entwicklungsstufen des Kindes berücksichtigt, kann die Gefahr von Stoffwechselerkrankungen in höherem Lebensalter vermindern (Literatur siehe im Anhang).

6. Das Bewegungsleben

Das Bewegungsleben des Menschen ist ein anderer Bereich, in welchem die Lebenskräfte gestärkt oder geschwächt werden können. Den notwendigen (und auch gesundheits- fördernden) aktiven Eigenbewegungen steht ein passives Bewegt-Werden gegenüber, das heute in unserer mobilen Gesellschaft einen immer größer werdenden Raum einnimmt. Passive Bewegung ist auf Dauer eine Belastung für den Herzorganismus. Das gilt im übertragenen Sinne auch für das Bewegt-Werden durch Zeitdruck, Termine und Arbeitsüberlastung.

Aktiv-rhythmische körperliche und seelisch-geistige Bewegung

Der gesamte Bewegungsorganismus des Menschen braucht einen Rhythmus. Wo er verloren geht, schwinden nach und nach die Lebenskräfte. Auch Wachstum und Reifeentwicklung sind Bewegungsprozesse, die eine ihnen gemäße Geschwindigkeit fordern.

Verfrühung, wie heute bei dem immer früher einsetzenden Pubertätszeitpunkt, schadet diesen Lebensprozessen ebenso wie Verspätung durch künstlich herausgezögertes Klimakterium. Durch Erziehungsfehler und Einfluß von Mode und "Zeitgeist" wird heute die Kindheit verfrüht in die Jugend übergeführt. Auf der anderen Seite wird der lebendige Entwicklungsvorgang des Altwerdens ebenso durch Jugendlichkeitswahn in Form übertriebener Körperkultur und Vitaminsucht gestört.

171

Wo der Bewegungsorganismus des Menschen aus den ihm zugedachten Rhythmen herausfällt, treten Schädigungen ein, die notwendig zu einem Rückgang der gesundenden Lebenskräfte führen. Auch die umfassende bewußte Gestaltung der inneren und äußeren Beweglichkeit gehört somit zu einer sinnvollen Lebensführung. Solche sind seelisch begleitete Bewegungen, wie sie in der Eurythmie erlebt werden können und das Bemühen um ein lebendiges, beweglich bleibendes, möglichst vorurteilsfreies Denken.

7. Die Fortpflanzung

Der letzte Lebensprozeß, der hier genannt sein soll, ist der, welcher mit Sexualität und Fortpflanzung zu tun hat.
Unsere Zeit ist geprägt von einer immer raffinierter werdenden Intellektualität und Sexualität, polaren und eng miteinander verbundenen Kräften, die das Bewußtsein des Menschen immer stärker prägen.

Gleichgewicht zwischen Veräußerlichung und Innerlichkeit

Die Kehrseite dieser dominierenden Einflüsse ist ein Verlust an gemüthaften Denkkräften und der Verlust von gesunden Instinkten, z. B. was die Zeit der Schwangerschaft betrifft. Wieviel Fürsorge und Anpassung im eigenen Lebensstil eine Schwangerschaft erfordert, ist immer weniger Menschen heute bewußt. Die Veräußerlichung der Sexualität hat notwendig einen Verlust an Innerlichkeit zur Folge, unter dem viele Menschen heute leiden. Die Lebenskräfte in diesem Bereich werden dadurch vereinseitigt, die Möglichkeiten, die auch seelisch-geistiger Natur sein können, werden kaum noch genutzt. Es ist unausweichlich, daß die regenerierenden Lebenskräfte dieses Bereiches durch zu starkes Veräußerlichen, anders gesagt: durch einen Mangel heute geschwächt werden. Die Folge ist, daß die starken regenerierenden Kräfte, die in diesem Bereich zu Hause sind, immer mehr abnehmen.

Nachtrag zur Ernährungsfrage

Die Anthroposophische Medizin kennt keine spezielle - gar "anthroposophische" Diätform, wohl aber eine auf der anthroposophischen Natur- und Menschenkunde fußende Ernährungslehre (Literatur siehe z. B. Hauschka; Schmidt; Renzenbrink).

Einzelne Krankheitsumstände und Lebenssituationen können eine spezielle Diät angezeigt erscheinen lassen, wie spezielle Rohkostformen, grundsätzliche vegetarische Ernährungsweise, vorwiegende Wurzel- oder Blattkost und viele andere.

Gerade bezüglich der Ernährungsweise ist, wie überhaupt in der Medizin, jeder Fanatismus schädlich und im Rahmen einer anthroposophischen Therapie das Einhalten einer Diät in den meisten Fällen eine zeitlich begrenzte Empfehlung. Dies gilt vor allem für eine Rohkost-Diät, die, über längere Zeit durchgeführt, auch gesundheitsschädigende Wirkung haben kann.

Fanatismus als Sackgasse des Erkenntnisbemühens

Grundsätzlich sollte die Ernährung ausgewogen und qualitativ hochwertig sein, d. h. die verwendeten Lebensmittel sollten aus biologischem, besser biologisch-dynamischem Anbau stammen.

Neben der Herkunft der Nahrungsmittel spielen deren Weiterverarbeitung (z. B. bei Ölen, Zucker oder Getreide) sowie das Verständnis für die verschiedenen Inhaltsstoffe zweifellos eine große Rolle. Gerade zu der unterschiedlichen Bedeutung von Eiweißen, Kohlenhydraten und Fetten ist die angegebene Literatur sehr aufschlußreich und eine unbedingt notwendige Ergänzung zur heute üblichen materialistischen Stoffeskunde und ihrem Denken, das Lebensmittel im wesentlichen in "Bau- und Betriebsstoffe" gliedert.

Nahrungsmittel sind mehr als nur Bau- und Betriebsstoffe

Anders als verschiedene Therapierichtungen, lehnt die Anthroposophische Medizin den Zucker nicht grundsätzlich ab, da er eine wesentliche Kulturrolle spielt und physiologisch die Grundlage für das Eingreifen der Wärme-Organisation in den menschlichen Leib darstellt. Ein "Verteufeln" jeglichen Zuckerkonsums ist daher unsinnig; dennoch kann beispielsweise in der Neurodermitis-Therapie eine vorübergehende Zuckerkarenz notwendig sein. Der so gut wie chemisch reine, weiße Industriezucker ohne die ursprünglich in der Pflanze vorhandenen Lebensstoffe (Vitamine) und Mineralstoffe wird ähnlicherweise zum "Gift" wie etwa mineralstofffreies destilliertes Wasser als Getränk.

Auch die Verwendung von sogenannten Genußgiften ist, obwohl gesundheitsbelastend, grundsätzlich eine Frage, die der erwachsene Mensch in seinem Bewußtsein zu klären hat und nicht eine, die ein medizinisches Dogma erforderlich macht.

Es ist nicht Zufall, daß sich spirituell hochentwickelte Kulturen in Asien auf dem Boden einer vorwiegenden Reisernährung und nicht etwa auf einer "Kartoffelkultur" entwickelt haben. Als Knollenfrucht wirkt die Kartoffel auf das Nerven-Sinnes-System des Menschen belastend (z. B. im Unterschied zu den Kohlehydraten der Getreide mit hohem Kieselgehalt). Es werden bei der Verdauung der Kohlehydrate der Kartoffel Kräfte beansprucht, die sonst im Seelischen wirksam werden sollen und die das Denken beleben. So kann verständlich sein, daß überwiegende Kartoffel-Ernährung ein Wegbereiter der materialistischen Kulturentwicklung geworden ist.

Von seiten der Anthroposophischen Medizin wird bewußt kein Urteil über die Entscheidung zwischen vegetarischer und tierischer Ernährung abgegeben. Grundlegend für das Verständnis pflanzlicher Nahrung ist die Tatsache, daß der dreigliedrige Mensch in räumlich umgekehrter Beziehung zur Pflanzengestalt verstanden wird. Demnach wirkt eine Diät vorwiegend mit Wurzelnahrung auf das Nerven-Sinnes-System des Menschen, Blattnahrung auf den rhythmischen Teil des Organismus und Blüten und Früchte auf die Stoffwechselorganisation im Menschen.

Im Schulalter kann so z. B. denkschwachen Kindern unter Umständen schon durch eine die Wurzeln betonende Ernährung mit täglichen Gaben von Karotten, Rettichen u.s.w. geholfen werden, während eher intellektuell überwache Kinder, sinnesbetont, oft blaß, z. B. mehr gekochte Nahrung und Früchte benötigen.

Diät als Hilfe zur Entwicklung

Für Kinder, aber nicht allein für sie, ist die "Kultur des Speisens" ebenso wichtig wie die Qualität der Nahrungsmittel. Unbeachtet und hastig heruntergeschlungene Nahrung ist für den Organismus auch dann belastend, wenn die Lebensmittel qualitativ hochwertig sind. Ein fehlender Rhythmus in der Abfolge der Mahlzeiten ist auf Dauer für viele Menschen, besonders für Kinder, krankmachend, genauso wie ein regelmäßiges Abgelenktsein durch gleichzeitiges Radiohören oder Zeitunglesen, welches das ungestörte Wahrnehmen und Verdauen der Nahrung unmöglich macht. Sinngemäß gilt das für seelische Spannungen, unter denen die Kinder am meisten leiden, wenn diese nicht vom Eßtisch ferngehalten werden, und für Sachgespräche, die die Konzentration abziehen. Dagegen können heitere Tischgespräche und Scherze den Appetit und Stoffwechsel anregen.

Grundzüge einer Speisekultur

Die heute beliebten Arbeitsessen sind zwar zeitsparend, aber tendenziell verdauungsschädigend.

"Der Mensch lebt nicht vom Brot allein" deutet sowohl auf eine spirituelle Seite der Ernährung und Lebensführung hin als auch auf die Tatsache, daß es für den Menschen nicht nur einen Substanzstrom über die Nahrung gibt. Der Mensch regt über die Sinneswahrnehmung und die Einatmung der Atmosphäre die Substanzbildung im Organismus an. Daher gehört zu einer Ernährungskultur gerade bei Kindern viel mehr als nur die Zufuhr ausreichender Kalorien und Vitaminmengen: die Ernährungsrhythmen, die damit im Zusammenhang stehende "Sinnespflege" (s.o.) und seelisches Hinwenden zur Nahrungsaufnahme durch ausreichende Muße beim Essen. Nicht zuletzt gehört ein Tischgebet ebenfalls zu der heute immer seltener gewordenen Ernährungskultur. Für eine anthroposophische Menschenkunde ist es nicht schwer nachzuvollziehen, daß auch die Ernährung Einfluß auf das Gedanken- und Seelenleben des Menschen hat.

Die Fast-Food-Kultur nur aus gesundheitlichen Gründen abzulehnen, ist daher eine - letztlich auch materialistische - Vereinfachung. Ähnliches gilt für den Fleischkonsum. Dieser hat - weit über die Frage des Tierschutzes hinaus - einen Einfluss auf das geistige und Seelenleben. Für die Gesundheit einzelner Menschen dagegen kann er sogar förderlich sein. Ideologie und Fanatismus sind in Ernährungsfragen ebenso schädlich wie anderswo auch.

Literatur

R. Steiner, Vortrag vom 8. 4. 1924
    ders.,   Vortrag vom 16 .9. 1923
    ders.,   Vortrag vom 6. 1. 1922
    ders.,   Vortrag vom 12. 6. 1921

G. Schmidt, Dynamische Ernährungslehre,
Proteus-Verlag, St. Gallen

R. Hauschka, Ernährungslehre,
Vittorio Klostermann Verlag, Frankfurt 1951

W. Chr. Simonis, Ernährung des Menschen,
Verlag Freies Geistesleben, Stuttgart 1960

U. Renzenbrink, Getreide als menschengemäße Ernährung,
Dornach 1967

Marcus Roggatz

Magenerkrankungen

Inhalt

Die vielfältigen Funktionen des Magens spiegeln das Eingreifen der verschiedenen Wesensglieder in diesen Organbereich wider. Schleimbildung und Verflüssigung, Eiweißverdauung und Sekretion, Calcium- und Eisenresorption sowie Bakteriostase stehen in einem empfindlichen Gleichgewicht, welches durch mannigfaltige äußere und innere Einflüsse gestört werden kann. Vorherrschend ist der Einfluß des Astralleibes, was sich unter anderem in der Säurebildung widerspiegelt. Die Tätigkeit des Astralleibes ist im oberen Verdauungsbereich noch teilweise vom organischen Geschehen gelöst, wodurch dieses (z. B. in der Geschmackswahrnehmung) teilbewußt bleibt. Hinter dem Magenpförtner taucht der Astralleib ganz in die Verdauungsfunktionen ein und diese dadurch ganz ins Unterbewußte hinunter.

Die Magentätigkeit und der Einfluß der seelischen Organisation

Durch dieses enge und wechselhafte Verhältnis des Astralleibes zum Leiblichen reagiert die Verdauungstätigkeit wie keine andere auf seelische Einflüsse, akut und chronisch. Dadurch bekommen Erkrankungen von Magen und Darm gelegentlich den Charakter von sogenannten "psychosomatischen Erkrankungen", wie u. a. Gastritis, Ulcusleiden und Morbus Crohn bezeichnet werden.

Die Wirksamkeit des Astralischen polarisiert sich in bezug auf Nervenfunktionen und Stoffwechseltätigkeit besonders deutlich im Magen. Für die Therapie stellt sich damit oft die

Aufgabe, eine Harmonisierung zwischen Nerven- und Verdauungspol zu erreichen. Diesem Ziel dient beispielsweise das Präparat **Robinia comp.** (WALA). Überstarkes Eingreifen des Astralleibes, welches sich in Hyperacidität, Krampfneigung und Übelkeit, z. B. in der *Gastritis* äußert, wird durch eine Kombination von Robinia, Nux vomica und Nicotiana sowie Argentum nitricum und Natrium phosphoricum wirksam zurückgedrängt. Das überstarke Agieren des Astralleibes wird in den Bereich der Nierentätigkeit, wo sie physiologisch ist, zurückgeführt, wenn die Behandlung durch die Kombination **Glandula suprarenalis dextra cum Cupro** (WALA) sinnvoll ergänzt wird.

Das vom vegetativen Nervensystem vermittelte Eingreifen des Astralischen macht auch einen Therapieansatz an diesem Vegetativum sinnvoll. Durch die Verwendung mittlerer bis hoher Potenzen von **Plexus mesentericus superior Gl** (z. B. **D15**), **Plexus coeliacus Gl** (z. B. **D15**) oder **Nervus vagus Gl** (z. B. **D15**) kann die organische Tätigkeit zurückgenommen werden. (Man denke an die selektive proximale Vagotomie als chirurgische Intervention bei Gastritis/Ulcus-Erkrankung.)

Greift das Astralische zu schwach im Magenbereich ein, so kann die anacide Form der Gastritis die Folge sein. Als Symptom resultieren Motilitätsstörungen des Magens, beispielsweise in Form von Verdauungsschwäche, Appetitlosigkeit, Meteorismus, Übelkeit und auch Schmerzen.
Hier ist das Präparat **Gentiana comp.** (WALA) angezeigt. Die Enzianwurzel stärkt die astralische Tätigkeit im Magen und damit dessen innere Beweglichkeit. Durch die Verbindung mit Nux vomica, Absinth und Taraxacum wirkt das Mittel auch bei Hyperemesis gravidarum, Leber-Galle-Störungen und bei dem sogenannten "Schulbauchschmerz". Bei diesem wird auch das vegetabilisierte Metall **Chamomilla Cupro culta** (WELEDA) eingesetzt. Zusammen mit äußeren Anwendungen in Form von morgendlichen Einreibungen von

Zu starkes Eingreifen des Astralischen und seine therapeutische Lösung

Zu schwaches Eingreifen der seelischen Organisation: Anacide Gastritis

Kupfer-Salbe, rot (WALA) oder **Cuprum/Nicotiana comp.**, Unguentum (WALA) oder **Oxalis, Folium 10%** Salbe (WELEDA) auf die Magengegend oder als Salbenlappen dort über Nacht aufgelegt, sind so Überlastungszustände durch schulische Überforderung oft auszugleichen. - Zur Harmonisierung sowohl von Hyper- wie Hypoacidität kann das **Enzian-Magentonikum** oder das **Bitter-Elixier** (WALA) dienen. Beide entlasten die Verdauungstätigkeit und sind - da alkoholfrei - ein sinnvoller Ersatz der herkömmlichen Magenbitter. Kolikartige Beschwerden im Kindesalter sind mit **Belladonna/Chamomilla**, Globuli (WALA) akut mit **Belladonna comp.**, Suppositorien (WALA), gut zu behandeln.

Besonders bei Kindern bewährt sich auch das **Ebereschen-Elixier** (WALA), welches bei rezidivierenden Beschwerden und zur Appetitsteigerung angewandt werden kann. Bei Kleinkindern ist das **Rosen-Elixier** vorzuziehen.

Krampfartige Gastritis-Beschwerden reagieren unter Umständen auf die Gabe von **Pulvis stomachicus cum Belladonna**, hyperazide Formen auf **Pulvis stomachicus cum Bismuto praeparato** oder **Chamomilla/Malachit comp.** (alle WELEDA).

Bei schweren Gastritis-Zuständen hat sich die Injektionstherapie mit **Oxalis e planta tota D6** und **Plumbum aceticum D6** (WELEDA) (vgl. Futter und Leonhardt im Rundbrief der Medizinischen Sektion 93/2), auch zusammen mit **Tunica mucosa ventriculi Gl** (WALA) in mittleren Potenzen (**D8-D15**) bewährt.

Schließlich ist noch das Präparat **Bolus alba comp.** (WALA) zu erwähnen, das sich bei hyperacider Gastritis und bei akuter Gastroenteritis (hier z. B. zusammen mit **Salix/Rhus comp.** und/oder **Veratrum comp.**, WALA) oft als wirksam erwiesen hat. Auch beim sogenannten Roemheld-Komplex ist an Bolus alba comp., ggfs. zusammen mit **Nicotiana comp.** Globuli zu denken.

Magenschon-
kost

Die Diät muß bei Magenkranken alles Extreme ausschließen. Die Patienten sollen heiße und eiskalte Speisen
und Getränke meiden, ebenso alle Reizmittel (Alkohol,
Koffein, Nicotin) und alle scharfen Gewürze. Weiter ist von
jeglichem Fetten, Hülsenfrüchten, rohem saurem Obst, den
verschiedenen Kohlarten, von Fleisch (außer Geflügel) und
Schwarzbroten abzuraten.

Grundsätzlich sollen alle Speisen leicht verdaulich sein, mehrere kleine Mahlzeiten sind vorzuziehen, Schleimsuppen sind
ein altbewährtes Mittel bei akuten Magenbeschwerden. Ruhe
bei den Mahlzeiten und gründliches Kauen und Einspeicheln
fester Nahrung sind für die Heilung wichtig.

Nach heutigem Verständnis liegt der Entwicklung eines
Ulcus ventriculi oder duodeni eine Infektion bzw. Besiedelung der Schleimhäute mit Helicobacter pylori zugrunde.

Im "radikalen" Antibiotika-Einsatz ("Eradikation"), zusammen
mit Säureblockern glaubt man eine ursächliche Behandlung
gegeben.

In der Ulcus-Therapie erreicht die heutige Triple-Therapie
(meistens mit Metronidazol, Bismuth und Tetracyclin) Eradi-
kationsraten von über 90% bei (noch) geringer Redizivnei-
gung.

Helicobacter
und Ulcus-
Krankheit

Da über 80% der Patienten mit Ulcera ventriculi oder Ulcera
duodeni Helicobacter-Infektionen zeigen, ist dieses schulmedizinische Vorgehen zur Standardtherapie geworden.

Da andererseits nur 15% der Helicobacter-Träger ein Ulcus
entwickeln, wird deutlich, daß bei der Ulcus-Entstehung auch
andere Faktoren eine Rolle spielen müssen. Vorbedingung für
eine Helicobacter-Besiedelung ist ein Ungleichgewicht zwischen ätherischen und astralischen (Struktur gebenden) Kräften im Bereich des inneren Milieus der Schleimhäute.

Daß seelische Einflüsse eine Hauptursache beim Entgleiten
der Homöostase sind, ist bekannt. Hier kann die Behandlung
mit künstlerischen Therapien ansetzen. Lokal müssen die

Ulcus-Therapie

astralischen Kräfte, die gestaltgebend wirken sollen, unterstützt werden.

Um diese Form und Struktur gebenden Kräfte im Schleimhautbereich zu stärken, ist **Antimon (Stibium)** als Heilmittel indiziert. Mit **Stibium metallicum praeparatum D6** oder **D8** kann man am "Terrain" der Helicobacter-Besiedlung ansetzen, z. B. auch mit den Präparaten **Cichorium comp.** (WELEDA) oder **Cichorium/Pancreas comp.** (WALA).

Die Therapie von Gastritis und Ulcera ausschließlich mit anthroposophischen Heilmitteln ist nicht leicht. Bei der Verwendung der passenden Einzel- oder Kompositionspräparate und der glücklichen Kombination von inneren und äußeren Anwendungen können Allopathika aber vermieden werden.

Zu den äußeren Anwendungen gehören neben den bei Schulbauchschmerz erwähnten Salbenauflagen mit **Cuprum**- oder **Cuprum/Nicotiana** Salbe (WALA) **Oxalis, Folium 10%** Salbe und **Antimonit/Anisum** Salbe (beide WELEDA), die z. B. regelmäßig nachts als Salbenlappen lokal angewandt werden, auch Öldispersionsbäder mit **Chamomilla e floribus W10% Öl** oder **Calamus Oleum aethereum 5%**, bzw. **Melissenöl**-Einreibungen (=Melissa comp., Oleum; alle Öle WALA). Der Einsatz von Viscum-Präparaten zur Immunstimulation wird (vor allem durch die Arbeit von R. Wagner) zunehmend geläufiger.

Muskuläre Funktionsstörungen bei Säuglingen erfordern die zusätzliche Gabe von Organpräparaten. So kann bei der Pylorus-Stenose ein Therapieversuch mit dem Organpräparat **Pylorus Gl** in absteigender Potenzreihe und **Nux vomica e semine D12** Globuli zusammen mit **Cuprum**, z. B. als **Malachit D6**, oder **Belladonna/Chamomilla** oder **Chamomilla/Nicotiana** (alle Präparate: WALA) unternommen werden.

Pylorus-Stenose der Säuglinge

Die Cardia-Insuffizienz mit Reflux-Ösophagitis ist mit **Cardia Gl D5, D6** oder **D8 (Potenzreihe D)**, zusammen mit z. B. **Gentiana comp.** oder mit **Arsenicum album D6**

Cardia-Insuffizienz

(WALA) behandelbar. Die Anwendung dieser Präparate sollte
2-3 x pro Woche per os erfolgen.

Magen-
karzinome

Der Behandlung bösartiger Tumoren ist ein eigenes Kapitel gewidmet. Es empfehlen sich hierbei die **Mistelpräparate** von den Wirtsbäumen Eiche, Tanne (eher für männliche Patienten) sowie von Apfelbaum und Kiefer für Patientinnen. Die Kombination des Mistelpräparates (z. B. **Iscucin Abietis**, **- Pini**, **- Mali**, **- Quercus**) mit einem Organpräparat, z. B. **Ventriculus Gl** (WALA) kann dabei sinnvoll sein.

Markus Sommer

Hypertonie

Inhalt

Hypertonie heißt "Überspannung", und die Ausbreitung dieses "Hochdruckes" reflektiert stark auch unsere Lebensverhältnisse und seelische Einstellung. Dabei bringt der - oft nur zufällig festgestellte - Bluthochdruck des Patienten eine Situation zum Ausdruck, die ihn langfristig gefährdet sein läßt, so weit in seinem Gefäßsystem erstarren läßt, daß oft erst ein Schlaganfall oder ein Herzinfarkt ihn aus ihr herauslösen kann. Diese Lösung schon vor der Katastrophe anzuregen, ist ärztliche Aufgabe.

"Überspannung" als Ausdruck der Lebenssituation

Es soll hier im wesentlichen von der sogenannten "essentiellen" Hypertonie die Rede sein, also jenem Großteil aller Bluthochdruckerkrankungen, bei denen sich die Ursache nicht in einer fassbaren Organerkrankung findet. Gleichwohl stellt auch hier die Niere ein zentrales Regulationsorgan dar, und es lohnt sich, dies auch therapeutisch zu berücksichtigen.

Verständnismöglichkeit

Für die klassische Pathophysiologie spielen für die Blutdruckregulation Herzminutenvolumen auf der einen und mittlerer Gefäßquerschnitt auf der anderen Seite eine entscheidende Rolle. Seelische Regungen wie Angst, Aggression, aber auch jede seelische "Beengung", wie z. B. die Last, eine

Arbeit unter Zeitdruck verrichten zu müssen, führen zu physiologischen Mechanismen, die der Bereitstellung der körperlichen Voraussetzungen für eine "Bewältigung" dieser Situationen dienen. Der Herzschlag beschleunigt sich, das Seelische greift gleichsam unmittelbar in die Nierenorganisation ein, wenn über dieses Organ (vermittels des Renin-Angiotensin-Aldosteron-Mechanismus) der Gefäßtonus gesteigert wird, wenn die "Streßhormone", wie Adrenalin und Cortisol, ausgeschüttet werden. All das soll eine sofortige Handlung ermöglichen; aber immer häufiger folgt auf die Bereitstellung der Handlungs*möglichkeit* keine adäquate Handlung. Es kommt nicht zu einem willensimpulsierten aber innerlich gehaltenen Handeln, dem eine wohltuende Entspannung folgen kann. Das Telefon auf dem Schreibtisch klingelt schon wieder, schon wieder möchte jemand einen auf der Autobahn überholen, der Berg an Arbeit ist noch nicht kleiner geworden. Entspannungszeiten werden seltener und gliedern vor allem die Spannungsphasen nicht mehr rhythmisch. Regelmäßiges, gemeinschaftliches Essen wird zunehmend unmöglich, es hindert die "Effizienz", ohne die der Arbeitsplatz gefährdet oder der konkurrierende Kollege befördert wird. - Die "Bereitstellungsreaktion" wird zum Dauerzustand, die ständig tonisierten Gefäße erstarren in einer dauerhaften Verkrampfung, die schließlich in eine nicht mehr auflösbare Sklerose übergehen kann. Wie im Grunde bei den meisten Krankheiten ist auch hier die Erstarrung des Rhythmischen der wesentliche pathologische Prozess.

Der so beschriebene häufige Weg der Hypertonieentwicklung schließt nicht aus, daß weitere Faktoren eine Rolle spielen: Von erheblicher Bedeutung ist z. B. das Ausmaß der Natriumzufuhr; Natrium stellt gewissermaßen den "Elektrolyt der Erregbarkeit" dar. Auch genetische Faktoren beeinflussen die Hyertonieentwicklung, dabei scheint v. a. eine genetisch fixierte unterschiedliche Neigung zur Natriumretention von Bedeutung zu sein.

Vorbeugung durch die eigene Lebensweise

Aus dieser kurzen Betrachtung werden therapeutische Möglichkeiten deutlich: Der vernünftig betriebene Sport, bei dem es nicht auf Leistung, sondern auf körperliche Betätigung mit nachfolgender Entspannung ankommt, insbesondere dort, wo diese Betätigung mit einem Erleben verbunden ist, das einen aus der Alltagswelt heraushebt (z. B. beim (Berg-) Wandern), kann eine günstige Wirkung auf den Blutdruck ausüben. Aber auch die sinnvolle körperliche Arbeit, z. B. das Umgraben des Gartens oder das Holzhacken, der eine Phase der Ruhe folgt und nicht wieder eine Anspannung, wie der »spannende« Krimi im Fernsehen, stellt eine echte "Hypertonieprophylaxe" dar. Auch der Abendspaziergang oder das Erinnern der Tagesereignisse ohne Wiederauflebenlassen der mit ihnen verbundenen Emotionen kann die notwendige Ruhe als Polarität zur Aktivität des Tages einleiten. Mehr noch gilt das für die Meditation, die einen lehrt, zunehmend von sich selbst abzusehen, und sich wieder in Bezug zu einem allgemeinen Weltengrund zu setzen. Aber auch eine Pflege des Sinneslebens ist von Bedeutung: So ist das Sehen bei den meisten von uns tags ganz im Nahraum gebunden, wenn der Blick nur das Blatt Papier oder den Bildschirm erreicht. Ein Blick auf den Horizont, die Wolken, den Sonnenuntergang kann hier ein "Ausatmen" in der Erweiterung des Blickfeldes bewirken.

Der gesunde Rhythmus von Anspannung und Entspannung

Therapie

Immer lohnt es sich vor der Behandlung eine vollständige Diagnose zu stellen - "arterielle Hypertonie" ist nur ein Symptom. Neben dem selbstverständlich nötigen Ausschluß einer zugrundeliegenden Organerkrankung muß man auch an exogene Einflußfaktoren denken. So ist es immer wieder einmal festzustellen, daß ein Hypertonus durch eine Hormonbe-

handlung ausgelöst sein kann. (Das reicht von oralen Anti-
konzeptiva bis zur postklimakterischen Substitutionstherapie
- wenn eine zyklische Behandlung durchgeführt wird, können
z. B. die mit den verschiedenen Phasen verbundenen Blut-
druckschwankungen wichtige Hinweise geben.) Selbstverständlich ist auf "anregende" Genußmittel wie Nikotin und
Koffein zu achten. Häufiger aber noch kann das ärztliche

Suche nach
den Ursachen
der "Über-
spannung"

Gespräch ein zentrales "Wurzelproblem" des Patienten aufdecken, das den Patienten in "Überspannung" versetzt. Dies
können grundsätzliche Lebenshaltungen sein, aber auch
aktuelle Ängste und Konflikte. Sie ins Gespräch zu bringen
und wenden zu helfen, kann für den weiteren Weg des
Patienten entscheidend sein. Das Annehmen dieser Aufgabe
macht aus dem ärztlich so frustrierenden Gebiet der Hypertonie ein Feld wahrer Begegnung. Dieser therapeutische Weg
kann auch den Arzt seine eigenen Lebenshaltungen hinterfra-
gen lassen, denn welcher Arzt kann schon ehrlich als gutes
Vorbild für einen Hypertoniker dienen?

Beim Betrachten der Lebenssituation kann das Protokol-
lieren des Tagesablaufes eine wesentliche Hilfe werden. Hebt
man berufliche Tätigkeit, Fahrtwege (eine wesentliche Quelle
der Hypertonie!), Begegnung mit Familienmitgliedern,
Essens- und Schlafenszeit, persönlich gestaltete Zeiten etc.
farblich voneinander ab, so kann ein für Arzt und Patient
erhellendes Bild entstehen.

Nicht zuletzt muß der Ernährung des Patienten Aufmerksamkeit geschenkt werden. Fast immer ist sie im Verhältnis
zur leiblichen Aktivität zu üppig, was u. a. die meist beglei-
tenden Fettstoffwechselstörungen mit unterhält. Andererseits
ist die Nahrung oft qualitativ unzureichend, laborchemisch
lassen sich oft Spurenelementmangelzustände (Selen, Zink,
Magnesium) finden. Der früher in der Bluthochdruck-
behandlung selbstverständliche Fasten- (Reis- oder Obst- bzw.
Rohkost-) -tag kann ein erster entscheidender Schritt in der
Änderung der Lebensgewohnheiten sein. Regelmäßig durch-

geführt, ist er oft sehr viel hilfreicher als eine längere Fastenkur, die zur Einleitung der Behandlung allerdings ebenfalls wertvoll sein kann.

Die oben genannten "seelenhygienischen" Maßnahmen sind auch therapeutisch wichtig. Es gilt die Fähigkeit zu gezielter Anspannung und nachfolgender Entspannung wiederherzustellen. Dem kann die wechselnde Anwendung von warmem und kaltem Wasser ebenso wie verschiedene heileurythmische Übungen dienen. Besonders zu empfehlen sind hier einfache Grundübungen wie das sogenannte "Ballen und Lösen" und die "seelischen Übungen".

Grundsätzlich hilft es vielen Patienten, wenn man ihnen ihr Konstitutionsmittel gibt. Diese können sehr verschieden sein, und es übersteigt den Rahmen dieses Vademecums, diese darzustellen, insbesondere soll aber nicht vergessen werden, an folgende Mittel zu denken: **Konstitutionsmittel**

Sepia (wenn die Hypertonie im Klimakterium auftritt und ein männlicher Habitus besteht), **Aurum** (Plethora), **Plumbum** (Blässe, Nephrosklerose), **Nux vomica** (gehetzte Lebensweise, Kaffeemißbrauch), **Nicotiana** (Blässe, Schwindel, Übelkeit, Nikotinmißbrauch), **Barium jodatum** (deutliche Arteriosklerose, dementielle Erscheinungen, pastöser Habitus).

Zusätzlich zu der individualisierten Behandlung (oder ihr auch vorausgehend) kann man aber für eine große Zahl von Hypertonikern einfache Empfehlungen geben:

Die **Mistel** stellt ein zentrales Mittel der Hypertoniebehandlung dar. Ist bei den Patienten schon eine allgemeine Erstarrung eingetreten, die sich bis in ihre Wärmeverhältnisse ausdrückt (siehe das Kapitel "Temperaturkurve" im Beitrag über Krebserkrankungen), so ist eine Behandlung sinnvoll, die bis zu einer erneuten Rhythmisierung der Temperatur geführt wird (Dosierungshinweise s. Beitrag über Krebs). Dabei kommt es i. a. auch zu einer Senkung des Blutdruckes. Bei den Hypertonikern ist dazu nicht selten die Stärke E (**Iscucin-** **Misteltherapie**

Präparate) in der Lage. Die wiedergewonnene Wärmeempfindung geht oft mit einem Gefühl tiefer Entspannung einher.

Bei *schlanken, neurasthenischen* Patienten ist
Iscucin Salicis (WALA),
bei eher *rundlichen* Patienten **Iscucin Mali** (WALA)
indiziert,
besonders durchwärmend wirkt **Iscucin Tiliae** (WALA).

Entlastung der Niere

Im allgemeinen reicht es jedoch aus, bei jüngeren Patienten und Hinweisen auf eine Nierenbeteiligung **Equisetum/Viscum** (WALA) zu verabreichen.

In schweren Fällen sollte dieses anfangs bis zu täglich injiziert werden (u. U. i. v. - nicht jedoch tiefere Potenzen bzw. höhere Stärken der Mistel); es ist auch günstig, die gewählte Mistelpotenz (bzw. -stärke) mit **Equisetum ex herba D15** zu kombinieren. Nach Besserung genügt orale Gabe (z. B. 3 x 7 Globuli **Equisetum/Viscum**; Modifikation bei Bedarf). **Renes Gl D30** (WALA) kann z. B. alle zwei Wochen interponiert werden.

Die Gabe von 3 x täglich 1 TL **Nierentonikum** (WALA) wirkt sehr gut unterstützend.

Herzbeteiligung

Insbesondere bei älteren Menschen und bei allen Fällen mit Herzbeteiligung sollte dagegen **Viscum/Crataegus** (WALA) oder **Iscucin Crataegi** (WALA) verwendet werden. Alle zwei Wochen kann hier **Cor Gl D30** (WALA) gegeben werden.

Bei *plethorischen* Patienten kann es auch genügen 3 x täglich 5 bis 7 Globuli **Arnica/Aurum D6/10** zu geben, dadurch ist wohl auch schon mancher Schlaganfall vermieden worden. (Hat man den Eindruck, daß ein solcher droht - z. B. nach TIA -, so sollte evtl. zunächst **Arnica/Aurum D20/30** (WALA) gegeben werden.) Dies schließt natürlich keinesfalls die evtl. Gabe von Thrombozytenaggregationshemmern aus. Es ist gut verständlich, daß eine Weidensubstanz ([Acetyl-] Salizylsäure) hier wirksam ist. Die Weide wirkt in besonderer Weise befestigend *und* belebend auf die Flußufer. Ein vergleichbare Wirkung wird an der Gefäßwand angestrebt.

Zusätzlich empfiehlt sich **Weißdorn-Elixier**, zusätzliche Heilmittel für die koronare Herzkrankheit können angezeigt sein.

Das Motiv von Spannung und Entspannung liegt auch folgender *Basisbehandlung bei schweren Hypertonien* zugrunde:

Plumbum metallicum D12 (WELEDA) werktags (für 6 Tage),
Cuprum metallicum D6 (WELEDA)   sonntags.

Die Mittel können als Trituration, morgens eine Messerspitze, gegeben werden, in sehr schweren Fällen kann zunächst auch injiziert werden.

Bei schon beginnender Sklerose sollte **Plumbum mellitum** (WELEDA) verwendet werden, bei Patienten mit einer gewissen Ängstlichkeit und dem Bedürfnis tief Luft zu holen oder zu seufzen, hat sich statt Cuprum metallicum **Malachit D6** (WELEDA), die Kohlenoxidverbindung des Kupfers, bewährt. Bei sehr schweren Hypertonien, v. a. auch bei renaler Komponente, sollte **Plumbum** in noch höherer Potenz gegeben werden, z. B. in der **D30** an drei aufeinanderfolgenden Tagen und anschließender längerer Pause, gelegentlich kann einmalig sogar die **D60** gegeben werden. Bei Anwendung von Blei ist die rhythmische Anwendung mit Pausen wesentlich, so z. B. bei dem oben angegebenen Plumbum/Cuprum-Schema eine 4wöchige Pause nach 4wöchiger Anwendung.

Arteriosklerose

Ein Versuch mit dem Organpräparat **Arteria carotis communis et Sinus caroticus Gl** (WALA) (höhere Potenzen) kann u. U. lohnend sein.

Injektionsort

Soweit nicht die i. v. Injektion empfohlen ist, hat sich die s. c. Injektion in der Nierengegend bewährt. Bei vielen Patienten kann hier bei der Palpation eine niedrigere Temperatur als in der Umgebung festgestellt werden, die sich nach Injektion erhöht. In diesem Fall können auch Einreibungen mit **Kupfer-Salbe, rot** (WALA) durchgeführt werden. Auch der linke Oberarm stellt einen guten Injektionsort für die Hypertoniebehandlung dar.

Mit der geschilderten umfassenden Therapie gelingt bei erstaunlich vielen Hypertonikern eine Besserung ihrer Erkrankung. Man hat den Eindruck, daß damit dann für den betreffenden Menschen mehr getan worden ist, als wenn man mit geeigneten Präparaten nur das Symptom der Blutdruckerhöhung unterdrückt. Dies gilt auch, wenn nicht selten dennoch zusätzliche "konventionelle" medikamentöse Maßnahmen nötig sein können.

Markus Sommer

Behandlung der Blasenentleerungsstörungen und Inkontinenz im Alter

Inhalt

1. Streßinkontinenz

Die häufigste Form der Harninkontinenz im Alter ist wohl die Streßinkontinenz der Frau. Diese Inkontinenzform ist einerseits auf eine Beckenbodeninsuffizienz, andererseits auf eine durch die physiologische Abnahme der Östrogenversorgung bedingte Verringerung der Füllung der paraurethral gelegenen Venen zurückzuführen.

Charakteristisch ist der - gelegentlich unbemerkte - Harnabgang bei allen Tätigkeiten, welche den abdominalen Druck steigern und somit den Blasendruck (entspr. abdominaler Druck) über den Blasenverschlußdruck ansteigen lassen (Husten, Niesen, Treppensteigen etc.).

Vor der Durchführung operativer gynäkologischer Maßnahmen lohnt sich ein Versuch mit einer Behandlung mit potenzierten Heilmitteln, die oft zu einer deutlichen Besserung führt. Auch Beckenbodengymnastik kann sehr nützlich sein.

Basistherapie

Therapie mit potenzierten Heilmitteln

Stannum D10 Amp. (WELEDA, Staufen-Pharma) und **Prunus spinosa e fructibus D3** Amp. (WALA).

Beide Mittel kräftigen das Bindegewebe. Es empfiehlt sich die s. c. Injektion in die Mediane zwischen Nabel und Symphyse 2 x wöchentlich.

Zusätzlich kann **Prunus spinosa e floribus W 5% Oleum** (WALA) morgens auf Blasengegend und Damm eingerieben werden.

Bewährt hat sich auch **Senecio comp.** (WALA) als Globuli 3 x täglich vor den Mahlzeiten oder 2 x wöchentlich als Injektion. Das Präparat enthält Olivenit (= Cuprum arsenicosum naturale) D6, Senecio jacobaea ex herba D3, Spinacia e radice D3, Stannum metallicum D8.

Die genannte Behandlung kann ausreichen, u. U. muß jedoch eine spezifische homöopathische Therapie dazugefügt werden; diese erfordert größere Kenntnisse der Homöopathie, häufig ist jedoch eines der folgenden Mittel angezeigt:

Causticum

Harnabgang bei Husten, Niesen, Pressen, gelegentlich mit Sensibilitätsdefiziten (Urinabgang wird zunächst nicht bemerkt).

Besonders geeignet bei eher mageren, depressiven Patienten mit trockener Haut und Steifheit der Glieder. Meist besteht große Kälteempfindlichkeit.

D12 morgens und abends 5 Tropfen oder Globuli ca. 15 Minuten vor dem Essen (z. B. DHU, Staufen-Pharma).

Sepia

Senkungsgefühl der Unterleibsorgane, Stehen und Gehen wird deshalb als unangenehm empfunden, Sitzen mit überkreuzten Beinen als angenehm.

Das Mittel hilft besonders bei Patientinnen von eher großer und kräftiger Statur, die nicht selten unter Hitzewallungen leiden. Häufig besteht eine Erschöpfung nach großen Anstrengungen.

LM VI morgens 5 Tropfen (z. B. Arcana, DHU) über 4 - 12 Wochen.

Arnica

Arnica ist vor allem indiziert, wenn erste Inkontinenzerscheinungen postpartal auftraten, also traumatischer Genese sind. Es kommt die **D12** als Globuli (DHU, Staufen-Pharma, WALA) oder Tropfen (morgens 5) in Frage.

Organpräparate

Schließlich sind die aus der anthroposophischen Therapie stammenden potenzierten Organpräparate zu erwähnen, welche nichts mit einer "Frischzellentherapie" o. ä. gemein haben. Potenziertes Gewebe homologer Organe des Kalbes soll hier zur Stimulation einer darniederliegenden Organfunktion beim Patienten führen. Auch in bis dahin therapieresistenten Fällen kann mit diesen Mitteln oft noch eine gute Wirkung erzielt werden.

In unserem Zusammenhang spielen die Organpräparate **Trigonum vesicae et Musculus sphincter Gl und Diaphragma pelvis Gl** (WALA) eine Rolle. Die Präparate können in der **D6** ein bis zweimal wöchentlich s. c. injiziert werden.

Nicht selten ist eine Streßinkontinenz auch durch ein großes, auf die Blase drückendes Myom ausgelöst. Hier hat sich die 2 x wöchentliche s. c. Injektion von **Berberis/Urtica urens** zusammen mit **Uterus Gl D6** (beide Präparate von WALA) zwischen Symphyse und Nabel bewährt.

2. Urge-Inkontinenz

Hierbei kommt es mit oder ohne äußeren Anlass zu einer ungehemmten Detrusorkontraktion. Häufig empfindet der

Patient Harndrang, der jedoch bereits nach wenigen Sekunden nicht mehr zu halten ist.

Eine ganze Reihe von Zuständen und Erkrankungen können zu dieser Symptomatik führen, vom Harnwegsinfekt bis zu verschiedenen neurologischen Erkrankungen wie dem M. Alzheimer, M. Parkinson, ischämischen Läsionen der Mantelkante oder dem Normaldruck-Hydrocephalus. Häufig werden die Erscheinungen (ähnlich wie bei der Enuresis der Kinder) auch durch psychosomatische Ursachen oder eine Depression verschlimmert.

Nach Ausschluß einer spezifisch zu behandelnden Erkrankung kommen folgende Maßnahmen in Betracht:

Besteht der Verdacht auf eine im weitesten Sinne psychogene Ursache, so hat sich **Aurum/Apis regina comp.** (WALA) 3 x täglich 5 Globuli bewährt. Dieses Medikament, das auch bei depressiven Verstimmungszuständen und klimakterischer Stimmungslabilität eingesetzt wird, enthält Aurum chloratum D6, Apis regina Gl D5, Avena e planta tota D2, Hypericum ex herba D2, Acidum phosphoricum D4 und Ignatia e semine D4.

Sind rezidivierende oder chronische Harnwegsinfekte die Ursache, so kann (neben einer ggf. erfolgenden Antibiose) **Cantharis D4** (DHU, Staufen-Pharma, WALA) 3 x täglich 5 Globuli oder **Cantharis comp.** (WALA) (Cantharis ex animale Gl D6, Vesica urinaria Gl D8, Equisetum ex herba D3, Achillea ex herba D3) hilfreich sein. Versucht werden kann hier auch **Carbo Pteridii Aquilini D6** Trit. (WELEDA) 3 x täglich 1 Messerspitze.

Staphisagria
Dieses Mittel ist (in **D12** als Globuli, 2 x täglich 5 (WALA) oder 3 x täglich 5 Tropfen (WELEDA)) bei häufigem impera-

tivem Harndrang indiziert, bei dem jeweils nur geringe Mengen Flüssigkeit abgehen. Außerdem besteht eine Indikation bei Inkontinenz nach operativen Eingriffen - auch nach Prostataresektionen - wobei in letzterem Fall die Erwartungen nicht zu hoch gesteckt werden sollten.

Versuchsweise kann bei der Urge-Inkontinenz auch das Organpräparat **Medulla spinalis sacralis Gl** in höherer Potenz (**D10, D12, D15**) 1 x wöchentlich injiziert werden, in dem Bestreben ein hyperaktives spinales Blasenzentrum zu dämpfen.

Zur äußeren Anwendung ist bei Urge-Inkontinenz **Hypericum ex herba 5% Oleum** (WALA) oder **Hypericum Flos** Oleum 25% (WELEDA) zu empfehlen. Wobei zu beachten ist, daß letzteres zur Photosensibilisierung führen kann. Das Öl sollte abends auf die Blasengegend, ggf. auch auf den Damm aufgetragen werden.

Äußere Anwendungen

Bei allen Inkontinenzformen kann zur Therapieergänzung **Nierentonikum** (WALA) (100 g Tonikum enthalten den wäßrigen Gesamtauszug aus 10 g frischen Birkenblättern und 3 g Wacholderfrüchten) 3 x täglich 1 Teelöffel empfohlen werden.

Beim Mann kann eine Urininkontinenz gelegentlich im Stadium I und II eines Prostataadenoms auftreten ("Reizblase"). Hier kann mit gutem Erfolg **Berberis/Sabal comp.** (WALA) 3 x täglich 7 Globuli verwendet werden. Im Stadium III sind jedoch urinableitende bzw. chirurgische Maßnahmen nicht zu umgehen.

3. Harnverhalt

Der Harnverhalt im Zusammenhang mit dem Prostataadenom ist gesondert zu betrachten, was im Kapitel über Prostataleiden geschehen soll. Darüber hinaus kommt es jedoch häufig nach einer Narkose oder nach Manipulationen im Urogenitalbereich (z. B. nach Zystoskopie oder Entfernung eines Dauerkatheters) zu einem Harnverhalt. Wenn der Verhalt durch eine schmerzbedingte Verkrampfung, also gewissermaßen ein zu tiefes Eingreifen des Astralleibes in die ätherische Organisation bedingt ist, so haben sich **Ammi visnaga comp. Zäpfchen** (WALA) bewährt, die zu einer raschen Lösung führen. Häufiger aber noch findet sich - vor allem bei älteren Patienten - eine zu geringe astrale Aktivität, sei es nach einer Narkose, wo die höheren Wesensglieder an einem Eingreifen in den Leib artifiziell gehindert wurden, sei es in Form einer "Faulheit" der Detrusoraktivitat nach längerer Harnableitung. Hier haben sich leicht angewärmte Umschläge mit **Eucalyptus Oleum aethereum 10%** (WALA) bzw. **Ol. aeth. Eucalypti** (WELEDA) bewährt. Die ursprünglich von einer Krankenschwester im Münchner Zentrum für Akutgeriatrie gemachte Beobachtung findet ihre Bestätigung in einem Vortrag von R. Steiner (Physiologisch-Therapeutisches, GA 314, 2.1.1924) der einer lokalen Anwendung von Eucalyptusöl im Blasenbereich zuspricht, daß sie anrege, daß der Ätherleib wieder "astralisch durchströmt" werde.

Regulierung der Aktivität der Empfindungsorganisation

4. Stuhlinkontinenz

Auf die vielfältigen Ursachen der Stuhlinkontinenz kann hier nicht eingegangen werden. Nur erwähnt seien jedoch die vielfältigen Ursachen der Diarrhoe, welche oft eine Inkontinenz zur Folge haben; dabei muß die paradoxe Diarrhoe - z. B. aufgrund stenosierender Prozesse (Tumor) - besondere Erwähnung finden. Aber jede schwere Beeinträchtigung des Allgemeinbefindens, insbesondere auch eine Exikkose, aber auch zahlreiche Medikamente (dies gilt ebenso für die Harninkontinenz) sind häufige Inkontinenzursachen im Alter.

Candidiasis des Darmes

Eine häufig übersehene Inkontinenzursache kann eine Darmcandidiasis sein, nach deren Bekämpfung sich sowohl

198

eine Stuhl- als auch eine Harninkontinenz zurückbilden kann. Zur Nachbehandlung z. B. nach Nystatingabe ist dabei **Aquilinum comp.** (WALA) 3 x täglich 5 Globuli zu empfehlen.

Aufgrund der sehr unterschiedlichen Ätiologie kann hier nur eine kursorische Auswahl möglicher Medikamente dargestellt werden.

Aloe

Ausgewählte Heilmittel

Bei schlaffem Sphinktertonus und weichem bis diarrhoischem Stuhl. Der Stuhl geht unwillkürlich ab, meist besonders morgens. Häufig bestehen auch ausgeprägte Hämorrhoidalbeschwerden.

D6 Globuli oder Tropfen (WELEDA, DHU, Staufen-Pharma), 3 x täglich 5.

Apis

Schlaffer Sphinktertonus, unwillkürlicher Stuhlabgang. Apis hat sich bei zahlreichen entzündlichen und ödematösen Prozessen sehr bewährt.

Wir behandelten eine Patientin, bei der ein frontales Meningeom mit ausgedehntem perifokalem Ödem u. a. zur Ausbildung einer Stuhlinkontinenz geführt hatte. Aus internistischen Gründen mußte von einer neurochirurgischen Intervention abgesehen werden. Kontinenz während Dexamethasontherapie, Rückfall nach Beendigung derselben. Erneute Kontinenz konnte mit **Apis ex animale Gl D20** (WALA) 2 x wöchentlich s. c. erzielt werden, anschließend Umstellung auf orale Therapie.

Podophyllum

Abgang von gelblichem, dünnflüssigem Stuhl unter hohem Druck ("spritzender Stuhl"). Häufig mit Blähungsbeschwerden und krampfartigen Leibschmerzen verbunden. Schlimmer nachts. **D8** Globuli oder Tropfen (DHU) 3 x 5.

199

Opium

Bei funktioneller Obstipation (nach Ausschluß einer morphologischen Ursache) mit Überlaufenkopresis. Solche Zustände können z. B. nach einem Schock oder einer Operation eintreten. **C30**, einmalige Gabe von 5 Globuli in etwas Wasser gelöst, kann nach 4 Wochen wiederholt werden.

Bei schlaffem Sphinktertonus und neurologischer Ursache sind gute Erfolge mit dem Organpräparat **Plexus sacralis Gl D6** bis **D8** als s. c. Injektion 1-2 x wöchentlich berichtet worden.

Markus Sommer

Prostata-Hyperplasie

Inhalt

Die Vergrößerung des Prostatamittellappens im Alter über eine Masse von 20g hinaus stellt zunächst keine Krankheit sondern eine physiologische Altersveränderung des Mannes dar. So findet sich bei über 50% der über 50jährigen eine vergrößerte Prostata, bei den über 70jährigen ist dies sogar bei etwa 80% der Fall. Obgleich die Pathogenese noch nicht restlos aufgeklärt ist, wird allgemein eine Verschiebung des Androgen-Östrogen-Gleichgewichtes zugunsten der weiblichen Sexualhormone als wesentlicher Faktor bei der Entstehung der benignen Prostatahyperplasie (BPH) angesehen. In dem Maß, wie der individuelle Mensch unabhängiger von seinen Leibesfunktionen wird, kann sich in den nun weniger durchgestalteten Organen ein Eigenleben entfalten, was zu der im Alter zunehmenden Geschwulstbildungstendenz beiträgt.

Vergrößerung der Prostata als physiologische Altersveränderung

Erst assoziierte Symptome und insbesondere Komplikationen durch eine zunehmende Harnstauung lassen die BPH zur Krankheit werden. Folgende Stadieneinteilung hat sich bewährt:

Benigne Prostata-Hyperplasie als Krankheit

Stadium I - Reizstadium
leichte Dysurie, Nykturie; kein Restharn

Stadium II - Restharnstadium
häufig Gefühl der Blasenüberfüllung,
gehäuft Harnwegsinfekte; Restharn bis 100 ml

Therapie der Prostatahyperplasie

Ausschluß des
Karzinoms

Vor jeder Behandlung ist ein Prostatakarzinom auszuschließen. Heute ist hier die Bestimmung des prostataspezifischen Antigens (PSA) der adäquate erste diagnostische Schritt. Die Sensitivität dieser Untersuchung ist recht hoch, es darf jedoch keine Prostatapalpation vorausgegangen sein, da diese zu falsch hohen Werten führt. Erst anschließend soll die Palpation, im Zweifelsfall die Feinnadelbiopsie stehen. Hinsichtlich der Spezifität ist zu berücksichtigen, daß z. B. auch die Prostatitis mit erhöhten PSA-Werten einhergehen kann.

Von urologischer Seite wird gelegentlich noch die Frühoperation der BPH empfohlen. Ob sich konservative Verfahren wie die Hyperthermie in Zukunft bewähren werden, bleibt abzuwarten.

Stadium I u. II -
Medikamentöse
Therapie

In der Praxis werden aber sicher die allermeisten Patienten im Stadium I medikamentös behandelt. Hier kann auch die Anthroposophische Medizin wesentliche Beiträge zur medikamentösen Behandlung leisten. Auch im Stadium II kann man oft mit geeigneten Medikamenten helfen, hier ist aber immer abzuwägen, wann im Einzelfall ein operativer Eingriff nötig oder empfehlenswert ist.

Bei *Harnentleerungsstörungen* als führendem Symptom hilft **Berberis/Sabal comp.**, (WALA) 3 x täglich 5-10 Globuli. Auch im Stadium II kann hiermit oft eine signifikante Abnahme der Restharnmenge erreicht werden.

Regelmäßige sonographische Restharnkontrollen, da mit dem Alter die Sensibilität für die Blasenfüllung abnimmt!

Bei *Komplikationen* (z. B. Harnwegsinfekten) sollte zusätzlich **Sabal/Solidago comp.** (WALA) 3 x täglich 5-10 Globuli gegeben werden. Gelegentlich können urinansäuernde Maßnahmen rezidivierenden Infekten vorbeugen.

Bei *Strangurie* kann **Kupfer-Salbe, rot** (WALA) oder **Cuprum 0,1% / Hyoscyamus D6 Ungt.** (WELEDA), 2 x täglich auf Damm und Unterbauch eingerieben, Erleichterung verschaffen.

In hartnäckigen Fällen kann **Prostata Gl D5** (WALA) zusammen mit **Viscum Abietis e planta tota D6** (WALA), ggf. auch als **Berberis/Prostata comp.** (WALA) in der Unterbauchregion s. c. injiziert werden. In allen Fällen kann **Nierentonikum** (WALA) (3 x tgl. 1 Teelöffel), **Birken-Elixier** (WELEDA) oder ein guter Harntee (entweder ensprechende Fertigpräparate oder z. B. Fol. Urticae, Fol. Betulae, Rad. Ononidis, Hb. Equiseti aa) subjektive Beschwerden, aber auch die Neigung zu Harnwegsinfektionen vermindern. Die alte Empfehlung des Kürbiskernessens ist ebenfalls durch Alltagsbeobachtung, aber auch durch Studien gut gesichert. Besonders wirksam soll eine spezielle Unterart (Cucurbita pepo convar. citrullinina var. styriaca) sein. Auch Brennesselwurzel-Tee, der kalt angesetzt und kurz zum Sieden gebracht werden sollte, soll oft eine gewisse Hilfe sein.

Im Stadium III ist die Operation oder - bei schlechtem Allgemeinzustand - eine Harnableitung nicht zu umgehen. Stadium III
Hierbei können die Beschwerden durch Gabe von **Staphisagria e semine D12** Globuli (WALA) (2 x tgl. 5) gelindert werden.

Lebensführung

Schutz vor
Auskühlung;
Stuhlregulierung

Alkohol, Koffein und Nikotin verschlechtern die Beschwerden. Hilfreich ist ein Schutz des Unterleibs durch warme Unterwäsche. Eine Stuhlregulierung durch regelmäßige Bewegung und Buttermilch mit etwas Weizenkleie morgens nach dem Frühstück ist recht hilfreich. In Fällen hartnäckigerer Obstipation nützt oft **Aspidium/Salix comp.** (WELEDA Arlesheim) (3 x tgl. 3 Tropfen in Wasser) oder **Hepatodoron** (WELEDA) (abends 2 Tabletten). Die Ursache einer anhaltenden Obstipation bedarf natürlich der Abklärung.

Sachverzeichnis

Verzeichnis der Autoren

Die Autoren

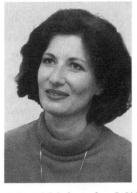

Dr. med. Franziska Roemer,
geb. 1957.

Ausbildung zur Schwesternhelferin. Studium der Medizin in Nantes (Frankreich) und Würzburg. Assistenzärztin bei Prof. Rohen, Erlangen, in der funktionellen Anatomie, in der allgemeinmedizinischen und dermatologischen Praxis sowie bei Dr. H.-H. Vogel. Seit 1989 bei der WALA angestellt. Redaktion der Ärztezeitschrift WALAmed. Mitglied beim Medizinischen Seminar Bad Boll. Regelmäßige Vortragstätigkeit.

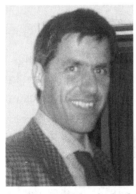

Dr. med. Marcus Roggatz,
geb. 1957, verheiratet, 3 Kinder.

Medizinstudium in Köln, Mainz, Heidelberg, Oxford, Tübingen, Wien und Freiburg. Nach mehrjähriger Ausbildung in verschiedenen anthroposophischen Kliniken Niederlassung als anthroposophischer Arzt in Hamburg. Tätigkeit als Schularzt in einer Hamburger Waldorfschule, umfangreiche Vortrags- und Fortbildungstätigkeit. Vorstand des Medizinischen Seminars Bad Boll.

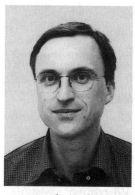

Georg Soldner,
geb. 1958 in München.

Nach dem Medizinstudium Weiterbildung zum Kinderarzt an zwei Münchner Kinderkliniken. Leitung der Sprechstunde für Naturheilverfahren an der Kinderklinik der Technischen Universität München 1991-1994. Seit 1994 Praxisgemeinschaft mit Markus Sommer und Andreas Korselt, Schwerpunkt Behandlung chronisch kranker Kinder.

Vorstand des Medizinischen Seminars Bad Boll seit 1990, Mitarbeit im Gesamtvorstand der Gesellschaft Anthroposophischer Ärzte in Deutschland seit 1993.

Vortragstätigkeit auf dem Gebiet der Erweiterung der Schulmedizin und Homöopathie durch die Anthroposophische Medizin gemeinsam mit Markus Sommer seit 1988.

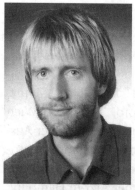

Dr. med. Reiner Sollfrank,
geb. 1959 in Landshut,
verheiratet, 4 Kinder

Wehrdienst als Hochgebirgsrettungssanitäter, danach Medizinstudium in München mit einem Auslandsemester in Indien (Ayurveda).

Promotion bei Prof. Döring zu einem Thema der "Natürlichen Familienplanung", anschließend Assistenzarzt in der Inneren Medizin, Studium der Maori-Medizin in Neuseeland, 2½ Jahre medizinisch-wissenschaftliche Tätigkeit unter der Leitung von Dr. med. H.-H. Vogel in der WALA, Eckwälden (Anthroposophische Medizin).

Seit 1991 Niederlassung als Praktischer Arzt mit den Zusatz-
bezeichnungen "Naturheilverfahren", "Homöopathie" und
"Chirotherapie" in Weiden/Oberpfalz, seit Jahren Mitveran-
stalter des Medizinischen Seminars Bad Boll.
Hauptanliegen sind die Kombination von sog. "Schulmedizin" mit verschiedenen Formen der "Komplementärmedizin",
Studium und Anwendung von Heilpflanzen aus aller Welt sowie praxisorientierte Grundlagenforschung auf der Grundlage
der Anthroposophischen Medizin.

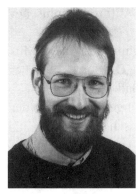

Markus Sommer,
Jahrgang 1966

In der Schulzeit Facharbeit zum In-
vitro-Wirksamkeitsnachweis potenzierter Substanzen. Nach dem Studium
der Medizin in München klinische
Tätigkeit im Bereich der Inneren Medizin, Geriatrie und Neurologie. Hier
und bereits zuvor praktische Erfahrun-
gen mit der Anwendung von Anthroposophischer Medizin
und Homöopathie.
Seit 1994 Praxisgemeinschaft in München zusammen mit G.
Soldner und A. Korselt mit Schwerpunkt in der Behandlung
chronisch kranker Patienten mit Methoden der Anthroposophischen Medizin und Homöopathie.
Seit 1988 regelmäßige Vortragstätigkeit im Medizinischen
Seminar Bad Boll. Vorstand des Wissenschaftlichen Beirates
und Mitarbeit im Vorstand des Seminars. Langjährige
Beratung der WALA. Mitarbeit in der Arzneimittelkommission
der Hufelandgesellschaft.
Zahlreiche Veröffentlichungen zum Substanzverständnis, zur
Toxikologie und Behandlung mit anthroposophischen
Heilmitteln.

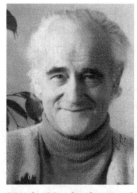

Dr. med. Heinz-Hartmut Vogel
(1914-1995)

Nach dem Medizinstudium in Berlin und München Truppenarzt in Frankreich und Rußland. Nach Kriegsende Assistenzarzt im Biologisch-Homöopathischen Krankenhaus München-Höllriegelskreuth unter Frau Dr. Hauschka.
Anschließend Betriebsarzt bei der Firma Voith, Heidenheim ab 1953. Zugehörigkeit zum WALA-Ärztekreis, Vorstandsmitglied der Gesellschaft Anthroposophischer Ärzte.
1964 Eintritt in das Gesellschafterkollegium der WALA. Mitbegründer des Seminars für Freiheitliche Ordnung, 1967 Begründung des Medizinischen Seminars Bad Boll.
Mehrere medizinische Buchveröffentlichungen, z. B. "Wege der Heilmittelfindung" im Verlag Natur · Mensch · Medizin.

Heinz-Hartmut Vogel

Wege der Heilmittelfindung

Menschenkunde und Heilmittelerkenntnis

Ein Beitrag zum Verständnis der Heilmittel der anthroposophischen Therapierichtung am Beispiel der WALA-Heilmittel-Kompositionen

1994/Hardcover/Format 17 x 24,5 cm/ 930 S. in zwei Bänden/DM 190,–

Heinz-Hartmut Vogel

Die vier Hauptorgane

Herz, Niere, Leber, Lunge

Anthroposophisch-menschenkundliche Gesichtspunkte zur Entwicklungsgeschichte, Pathologie, Psychosomatik und Therapie

1995/Hardcover/Format 17 x 24,5 cm/ 224 S./DM 48,–

Heinz-Hartmut Vogel

Organe der Ich-Organisation

Ihre Wirksamkeit in Haut, Blut und Lymphe, Pankreas und Wirbelsäule
Das Problem der Allergie

1996/Hardcover/Format 17 x 24,5 cm/ 213 S./DM 54,–

Heinz-Hartmut Vogel

Zur Krankheitsdisposition

Krankheit und Heilung – Neurasthenie und Hysterie –
Das Alter – Die Immunität und der rheumatische Formenkreis

1997/Hardcover/Format 17 x 24,5 cm/ 276 S./DM 65,–

NATUR · MENSCH · MEDIZIN

Verlags GmbH Bad Boll